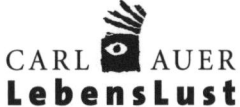

CARL AUER
LebensLust

Manfred Lütz

Das Leben kann so leicht sein Lustvoll genießen statt zwanghaft gesund

2007

Über alle Rechte der deutschen Ausgabe verfügt Carl-Auer-Systeme
Verlag und Verlagsbuchhandlung GmbH Heidelberg
Fotomechanische Wiedergabe nur mit Genehmigung des Verlags
Lektorat: Barbara Imgrund, Heidelberg
Satz: Verlagsservice Hegele, Heiligkreuzsteinach
Umschlaggestaltung: Göbel/Riemer
Printed in Germany
Druck und Bindung: Freiburger Graphische Betriebe, www.fgb.de

ISBN 978-3-89670-605-8
© 2007 Carl-Auer-Systeme, Heidelberg

Bibliografische Informationen Der Deutschen Nationalbibliothek
Die Deutsche Nationalbibliothek verzeichnet diese Publikation
in der Deutschen Nationalbibliografie; detaillierte bibliografische
Daten sind im Internet über http://dnb.ddb.de abrufbar.

Informationen zu unserem gesamten Programm, unseren Autoren
und zum Verlag finden Sie unter: **www.carl-auer.de**

Wenn Sie unseren Newsletter zu aktuellen Neuerscheinungen
und anderen Neuigkeiten abonnieren möchten, schicken Sie
einfach eine leere E-Mail an: **carl-auer-info-on@carl-auer.de**

Carl-Auer Verlag
Häusserstraße 14
69115 Heidelberg
Tel. 0 62 21-64 38 0
Fax 0 62 21-64 38 22
E-Mail: info@carl-auer.de

Inhalt

Vorbemerkung

In diesem Buch wurde aus Gründen der Lesbarkeit stets die männliche Sprachform gewählt, wofür ich alle Leserinnen um Verständnis bitte. Der Paartherapeut Jürg Willi konstruierte den Satz: »Wenn man/frau mit seiner/ihrer Partner/in zusammenleben will, so wird er/sie zu ihr/ihm in ihre/seine oder sie/er in seine/ihre Wohnung ziehen«, um deutlich zu machen, dass eine befriedigende Lösung dieses Sprachproblems nicht möglich ist:»Ich ziehe die einfache Sprache der zwar korrekten, aber unübersichtlicheren vor.« Diese Auffassung teile ich.

Eine Gebrauchsanweisung

Als ich im Jahre 2002 mein Buch *Lebenslust – wider die Diät-Sadisten, den Gesundheitswahn und den Fitness-Kult* veröffentlichte, konnte ich nicht ahnen, welche Folgen das haben sollte. Nicht nur, dass das Buch ein Bestseller wurde – was entschieden gegen den Eindruck spricht, die Deutschen würden verblöden. Man lud mich landauf, landab ein, meine Thesen darzulegen, da meine Position zwar kaum Widerspruch findet, sich aber dennoch offensichtlich kaum jemand traut, sie öffentlich zu vertreten. Daraus entwickelte sich ein Vortrag, der zusätzliche Aspekte aufgriff. Auch in weiteren kürzeren Publikationen konnte ich das Thema vertiefen. Als mich Fritz Simon drängte, beim Carl-Auer Verlag in der Reihe LebensLust eine Einführung in dieselbe zu veröffentlichen, kam mir der Gedanke, diese weiterentwickelten Thesen, verbunden mit einer etwas ausführlicheren Darstellung der psychotherapeutischen Implikationen, vorzulegen.

So befasst sich der erste Teil mit der hemmungslos grassierenden Gesundheitsreligion, vor allem mit der alles beherrschenden Sorge um die körperliche Gesundheit, das heißt mit dem Kampf gegen den Tod und für das ewige Leben. Der zweite Teil behandelt die unbändige Sehnsucht nach ewiger Glückseligkeit – durch Psychotherapie, versteht sich. Und der dritte Teil schließlich zeigt einige vielleicht ungewöhnliche Wege zur Lebenslust auf.

Dem muss ich aber einige Warnhinweise vorausschicken, insbesondere für Westfalen. Ich bin Rheinländer und muss in letzter Zeit häufiger Vorträge in Westfalen halten. Das ist für uns Rheinländer immer der Ernstfall. Dort muss man nämlich sagen: »Hier beginnt ein Scherz« und »Hier ist er zu Ende«, damit der Überblick nicht verloren geht. Bei eher internationalem Publikum können Westfalen sich immer beim Nachbarn erkundigen, ob es ein Scherz war, das spart Zeit. Doch bei der Lektüre eines Buches fehlt jede entsprechende Hilfe. Ich denke hier vor allem an Ostwestfalen. Westfalen ist – wie gesagt – für uns Rheinländer schon ein Problem. Aber Ostwestfalen! Da weiß man ja überhaupt nicht, wo man hinfahren soll. Ein veritables Double-Bind. Da der Verlag sich außerstande sah, gesonderte Markierungen – Achtung, Humor! – einzufügen, weise ich bereits hier für alle Fälle darauf hin, dass Westfalen dieses Buch auf eigene Gefahr lesen. Sie sind gewarnt.

Im Übrigen muss auch humorlosen Fitnessstudiobesitzern, -besuchern und -bewunderern von der Lektüre dieses Buches dringend abgeraten werden. Sie werden andernfalls sehr traurig werden.

Lustfeindlicher Gesundheitswahn:
Auch wer gesund stirbt, ist definitiv tot

Vor einigen Jahren habe ich gemeinsam mit Josef Sudbrack ein Seminar gehalten. Josef Sudbrack ist ein bekannter Mystik- und Spiritualitätsexperte und kennt sich auch mit jenen esoterischen Plastikreligionen aus, bei denen ein Funke östlicher Weisheit mit einer Fülle von westlichem Schwachsinn verschweißt und markttauglich angeboten wird. Er sprach über Geistheiler, über Irisdiagnostik und Ähnliches – Sie wissen schon: Man blickt jemandem tief in die Augen, und dann gehen die Warzen weg, das Herz verdreht sich, die Lunge sackt ab, die Leber verschwindet. Das, wofür wir Ärzte früher einmal zuständig waren, machen selbst bei uns in der Eifel inzwischen Geistheiler und ähnliche Gestalten. Ich hatte bei diesem Seminar der Frage nachzugehen, ob nicht auch im scheinbar seriösen Bereich von Medizin und Psychotherapie, beim ganz normalen Hausarzt und beim Psychotherapeuten die Menschen inzwischen mehr suchen als Heilung (das wäre ja in Ordnung, dafür sind wir ja da) – ob sie also nicht auch bei uns inzwischen so etwas wie das Heil suchen.

Eine neue Religion

Je mehr ich dieser Frage nachging, umso spannender fand ich sie. Mir fiel auf, dass die Säkularisation inzwischen auch die Heilswünsche der Menschen erfasst hat. Während man bei uns im katholischen Rheinland noch vor 50 Jahren bei gesundheitlicher Not zunächst einmal bei einem der 14 Nothelfer oder beim heiligen Antonius, dem Fachheiligen für Allgemeinmedizin, ein Kerzchen anzündete, erwartet man heute auch hier das Heil von der Magnetresonanztomographie, einer Computertomographie oder einer Therapie, die möglichst in Amerika erfunden wurde. Oder – noch besser – von einer Therapie, die vor Jahrtausenden in China erfunden, mündlich tradiert, über den Himalaja nach Indien vermittelt, dort auf Pergamentpapier aufgezeichnet und in einer Höhle versteckt wurde, wo sie ein amerikanischer Jesuit fand und nach Harvard brachte, um sie dort auf ihre Wirksamkeit hin untersuchen zu lassen – und alles nur, damit sie anschließend in der Hohen Straße zu Köln feilgeboten werden kann.

Wenn Sie einmal einen Bestseller schreiben wollen: Ungefähr in diese Richtung müsste es gehen. Dietrich Grönemeyer hat das übrigens getan. *Mensch bleiben* hieß dieser Bestseller, das unsinnigste Buch, das ich je in meinem Leben gelesen habe. Dort legt Herr Grönemeyer unter anderem die unerhörte Auffassung dar, der Arzt solle doch tatsächlich mit seinem Patienten reden – ein geistiger Höhepunkt des Buches, dem ein ganzes Kapitel gewidmet ist. Man sollte dieses Buch nur in der Fastenzeit lesen.

Gesund in den Himmel

Und so ist auch die Eschatologie, die Lehre von den letzten Dingen, vom ewigen Leben und von der ewigen Glückseligkeit, restlos säkularisiert. Die letzten Dinge erwartet man nicht mehr in irgendeinem Jenseits, sondern hier und jetzt. Apocalypse now! Für das ewige Leben quantitativ ist die Medizin zuständig. Bei Nichterfüllung – Klage! »Der Großvater ist mit 90 Jahren ins Krankenhaus eingeliefert worden und dort gestorben. Da muss doch etwas schiefgegangen sein!« Nun, es geht sogar manchmal etwas schief, aber manche Menschen sterben auch ganz einfach mit 90.

Die ewige Glückseligkeit qualitativ erwartet man natürlich von der Psychotherapie. Bei Nichterfüllung – ebenso Klage! An dieser Stelle klagt normalerweise der christliche Theologe: »Das liegt nur daran, dass die Leute nicht mehr in die Kirche gehen. Wenn sie das wieder tun und beten würden, würden sie nicht einen solchen Quatsch glauben!« Aber das scheint mir eine Fehldiagnose zu sein, denn die Gesundheitsreligion, von der ich hier spreche, hat nach meiner Beobachtung inzwischen konfessionsübergreifend auch die christlichen Kirchen erfasst. Bei uns im katholischen Rheinland gibt es inzwischen Heilfasten in der Fastenzeit, man stelle sich das vor! Und der Pfarrer ist auch noch stolz darauf, denn die Quote stimmt. Er sagt zu seinen Kollegen: »Man muss nur auf die Menschen von heute zugehen, und schon kommen sie.« Aber wenn man das genauer analysiert – was heißt das eigentlich? Früher fastete man, um zu verzichten und dadurch irgendwann in den Himmel zu kommen. Heute fastet man, um möglichst spät und möglichst gesund in den Himmel zu kommen, was natürlich ein völlig anderer Ansatz ist.

Ich hatte mein erstes Lebenslust-Buch zum Teil am Tegernsee geschrieben. Dort konnte ich fast täglich ein Zitat aus dem Lokalteil der örtlichen Zeitung für das Buch verwenden. Es wurde z. B. vom Diakonischen Werk Tegernseer Tal der Vortrag einer Heilpraktikerin angekündigt, und zwar unter dem Titel:»Eine Reise durch unser Verdauungssystem – mit farbigen Bildern. Seniorennachmittag bei Kaffee und Kuchen.« Das Katholische Bildungswerk Tegernseer Tal steuerte in derselben Woche den Vortrag eines Heilpraktikers mit dem folgenden, gut heidnischen Titel bei:»Unsere Ernährung – unser Schicksal!« Da lobe ich mir den alten Marxismus: Der Mensch ist, was er isst. Das ist wenigstens völlig klar. Die Gesundheitsreligion hat inzwischen also auch die christlichen Kirchen erfasst. Keine Geburtstagsfeier über 60, bei der nicht in mindestens einer Festrede der Satz vorkommt:»Und das höchste Gut ist doch die Gesundheit!« Allgemeiner Beifall, auch vom Herrn Pfarrer.

Doch leider ist eine solche Behauptung kompletter Unsinn. Niemals ist in der gesamten philosophischen Tradition des Abend- und des Morgenlandes irgendjemand auf die absurde Idee verfallen, in einem so zerbrechlichen Zustand wie der Gesundheit der Güter Höchstes zu sehen. Bei Immanuel Kant ist das höchste Gut die Einheit von Heiligkeit und Glückseligkeit oder Gott. Doch heute herrscht die Gesundheit majestätisch als höchstes Gut. Damit hängt auch zusammen, dass wir inzwischen eine Therapeuten- und Medizi-

nerschwemme einerseits und einen Priester- und Pastoren-
mangel andererseits haben. Denn Berufe, die es mit dem
Heil des Menschen zu tun haben, waren immer schon außerordentlich attraktiv. Das Heil erwartete man früher vom
Priester, doch der ist heute nur noch für die Entsorgung am
Schluss zuständig. Heute sucht man das Heil beim Arzt und
beim Psychotherapeuten (bei Nichterfüllung Klage, versteht
sich). Auch die zölibatäre Lebensform ist inzwischen offensichtlich in diesen Bereich übergegangen. Bei der Verab-
schiedung eines Chefarztkollegen, der sich für seine Patienten aufgeopfert hatte, hörte ich die maliziöse Bemerkung:
»Eine Arztfrau ist eine Witwe, deren Mann noch nicht gestorben ist.« Und Odo Marquard, das Enfant terrible der
Philosophie in Deutschland, stellte zu diesem Thema fest, es
herrsche heute »die ideologische Naherwartung der heilen
Diesseitswelt: der mentale Teddybär des modern verkind-
lichten Erwachsenen«.

Im Zusammenhang mit den Recherchen zu meinem
Buch rief ich beim deutschen Fitnessstudio-Verband an.
Man teilte mir mit, dass die Zahl der Fitnessstudiomitglieder
in Deutschland von etwa 100.000 im Jahr 1980 auf 4,59 Millionen im Jahr 2000 hochgeschnellt sei, während mich die
Deutsche Bischofskonferenz wissen ließ, dass im gleichen
Jahr die Zahl der katholischen Sonntagsgottesdienstbesu-
cher auf 4,42 Millionen zurückgegangen sei. Das heißt, dass
das Jahr 2000 ein Wendejahr war. Die Gesundheitsreligion
hat bei uns zumindest die katholische Variante des Christentums überholt, wobei es natürlich große Schnittmengen
gibt: Pfarrer im Fitnessstudio und so weiter …

Normal ist ... leichter Schwachsinn

Das Interessante ist nun, dass alle Welt von Gesundheit spricht, aber keiner genau weiß, was das eigentlich ist. Was Krankheiten sind, wissen wir einigermaßen – man vergleiche nur das internationale Klassifikationssystem der entsprechenden Störungen.

Was aber ist eigentlich Gesundheit? Der Rheinländer würde sagen:»Gesund ist einfach irgendwie normal.« Bekanntlich hat der Rheinländer einen sehr großzügigen Normalitätsbegriff. Doch so etwas ist in anderen Regionen nicht vermittelbar. So könnte man auf die Idee kommen, gesund sei der statistische Durchschnitt. Doch auch mit dem statistischen Durchschnitt ist das so eine Sache: Ein berühmter deutscher Psychiater hat zu Beginn des 20. Jahrhunderts einen denkwürdigen Vortrag gehalten zu der Frage, was eigentlich normale Intelligenz sei. Und nach einem hochwissenschaftlichen Vortrag kam er zu dem berühmt gewordenen Ergebnis: Normal ist – leichter Schwachsinn. Statistisch stimmt das auch, wenn wir einmal davon ausgehen, dass es viele Minderbegabte gibt und dagegen nur vergleichsweise wenige Genies (wie die Leser dieses Buches): Dann nämlich ist in der Tat der statistische Durchschnitt leichter Schwachsinn. Dennoch ist auch diese Definition nicht wirklich befriedigend.

Rudolf Gross, ein bekannter deutscher Internist, ließ eine interessante Überlegung in die Diskussion einfließen. Die Praxis zeige, dass die Zahl der krankhaften Werte mit der Zahl der Untersuchungen zusammenhänge. Führt man bei jedem Menschen fünf Untersuchungen durch, so sind vielleicht noch mehr als 95 Prozent der Probanden gesund. Nach 20 Untersuchungen sind es noch 36 Prozent, und nach 100 Untersuchungen ist mutmaßlich jeder Mensch krank. Daraus folgt: Gesund ist eine Person, die nicht ausreichend untersucht wurde.

Schon Karl Kraus hatte übrigens festgestellt: »Die häufigste Krankheit ist die Diagnose.« Und Aldous Huxley sagte: »Die Medizin ist so weit fortgeschritten, dass niemand mehr gesund ist.« Wenden wir uns also an die Weltgesundheitsorganisation (WHO), die für diese Fragen eigentlich zuständig ist und vor einigen Jahrzehnten definierte: »Gesundheit ist völliges körperliches, seelisches und soziales Wohlbefinden.« Geht man davon aus, dass wir uns sozial wohl befinden, wenn wir eine Million Euro auf dem Konto haben, und andererseits hoffen, dass alle Millionäre psychische Probleme haben, ist nach dieser Definition niemand wirklich gesund. In meiner Not wandte ich mich daher an einen alten Hausarzt aus der Eifel. Wer, wenn nicht er, musste es wissen! Gesund, so antwortete mir der erfahrene Kollege, sei ein Mensch, der mit seinen Krankheiten einigermaßen glücklich leben könne.

Das ist es! Ich halte dieses Diktum ganz ernsthaft für den einzig realistischen Gesundheitsbegriff. Oder um mit Friedrich Nietzsche zu sprechen: »Gesundheit ist dasjenige Maß an Krankheit, das es mir noch erlaubt, meinen wesentlichen Beschäftigungen nachzugehen.« Das ist auch sehr viel näher an der alten hippokratischen Tradition der Medizin. Für Hippokrates gab es nicht Krankheit oder Gesundheit, sondern nur den individuell leidenden, kranken Menschen. Schon nach Aristoteles hat jede Diagnose ausschließlich den Zweck der Therapie für leidende Menschen. Eine Diagnose ist kein Wert an sich. Das muss man manchmal gerade den Psychotherapeuten ein wenig in Erinnerung rufen, wenn sie Diagnosen auch auf Leute anwenden, die bei ihnen gar nicht den Krankenschein abgegeben haben – insbesondere auf Kollegen.

Hans-Georg Gadamer, der Nestor der deutschen Philosophie, wurde 102 Jahre alt, und wer das schafft, muss besonders gesund gewesen sein. Im hohen Alter hat Gadamer noch ein sehr lesenswertes Büchlein mit dem Titel *Über die Verborgenheit der Gesundheit* publiziert. Darin weist er darauf hin, dass für die Griechen Gesundheit ein Geheimnis war, ein Göttergeschenk, das durch Krankheiten gestört werden konnte. Diese Störungen zu beseitigen war die Aufgabe der Ärzte – auf dass sie dann wieder wirken könne, jene geheimnisvolle Kraft der Gesundheit, für die man den Göttern nur danken konnte.

Wer früher stirbt, lebt länger ewig

Aber das ist weit entfernt vom derzeitigen Gesundheitsbegriff. Gesundheit gilt heutzutage – wie alles in unserer Gesellschaft – als herstellbares Produkt. Man muss etwas tun für die Gesundheit! Von nichts kommt nichts! Und wer stirbt, ist selbst schuld! So rennen die Leute durch die Wälder, essen Körner und Schrecklicheres – und sterben dann doch. Die Kombination zwischen einem unerreichbaren utopischen Gesundheitsbegriff und seiner gleichzeitigen religiösen Aufladung ist im Übrigen ökonomisch höchst attraktiv. Denn ein erreichbares Ziel kurbelt die Wirtschaft nicht dauerhaft an – erst ein unerreichbares, aber mit aller Inbrunst ersehntes Ziel verheißt unendlichen Gewinn. So wird die legitime Hoffnung auf Heilung von Krankheiten von einer ungestümen Heilssehnsucht auf absurdeste Abwege angetrieben.

In diesem Zusammenhang fiel mir auf, dass inzwischen wirklich alle Phänomene der Religion im Gesundheitswesen angekommen sind. So gibt es Ärzte als Halbgötter in Weiß. Nun mag es zwar einige Kollegen geben, die gern Halbgott sind, aber ohne anbetungsfreudiges Publikum macht das auf Dauer auch keinen Spaß. Dieses anbetungsfreudige Publikum liegt ihnen zwar massenhaft zu Füßen, allerdings ist es ein vergiftetes Angebot, denn bei Nichterfüllung der Erwartungen droht Klage, versteht sich. Deswegen sind auch nur die weniger begabten Kollegen gern Halbgott, und das meistens auch nicht sehr lange.

Außerdem gibt es medizinische Wallfahrtsorte: »Sie müssen unbedingt mal zu diesem neuen Doktor gehen!« Bei uns in Köln sagt man: »Diese Untersuchung kann man nur bei den Spezialisten in Hannover machen.« So setzt man sich ins Auto und fährt über die Autobahn nach Hannover – je weiter weg, desto höher die Heilserwartung. Und in Hannover behaupten die Gesundheitsgläubigen: »Diese Untersuchung kann man natürlich nur bei den Spezialisten in Köln machen.« Und so setzen sich die Gesundheitsgläubigen in Hannover ins Auto und fahren – wieder über die Autobahn – nach Köln, um dort die Untersuchung machen zu lassen. Insofern sind die Autobahnen die Wallfahrtsstraßen der Gesundheitsreligion. Sie erkennen übrigens die Gesundheitsgläubigen auf der Autobahn immer an der fahlen Gesichtsfarbe, weil sie wegen der Blutabnahme nüchtern kommen müssen und anschließend noch immer nüchtern und blutleer wieder zurückfahren. Vergleichen Sie das einmal mit einer Wallfahrt der Altreligionen, z. B. zum Kloster Andechs in Bayern. Die Pilger ziehen durch Gottes herrliche Natur und kommen zu einer prachtvollen, wunderbar ausgemalten Barockkirche. Sinneslust, wohin Sie nur blicken, Hochamt mit Weihrauch – auch etwas für die Nase –, schöne Musik und anschließend Schweinshaxn und Starkbier in der Klosterbrauerei. Das ist Lebenslust pur! Vergleichen Sie damit nun die asketischen Zumutungen der Gesundheitsreligion: Je schrecklicher etwas schmeckt, desto gesünder soll es angeblich sein.

Ich werde häufiger in Talkshows eingeladen, einmal zum Beispiel mit der damaligen Ernährungsministerin Renate Künast. Frau Künast hatte gerade ein Buch geschrieben mit dem Titel *Die Dickmacher*, in dem sie die Auffassung vertrat, alle Deutschen sollten so aussehen wie sie – was natürlich eine verknappende Zusammenfassung von mir ist. Ich vertrat in der Diskussion eine Gegenposition. Vor allem plädierte Frau Künast – typisch deutsch – für mehr Pädagogik. Man müsse in der Schule mehr über Ernährung reden, es bestehe ein Informationsdefizit, und daran vor allem lägen die erschreckend zunehmenden Essstörungen. Angesichts der berstend vollen Bücherregale zu diesen Themen in den

Buchhandlungen wurde nicht wirklich klar, wie sie darauf kam. Ich wies darauf hin, dass es wohl zumeist nicht an der mangelnden Information liege. Wenn ein pubertärer Jüngling von seinen auf Selbstverwirklichungstrip befindlichen Eltern ein bisschen vor dem Fernseher vergessen wird und Fastfood in sich hineinstopft, dann wird er auf Befragen sehr wohl wissen, dass das nicht gesund ist – und weitermampfen. Es sind bekanntlich vor allem seelische Ursachen, auch seelische Verwahrlosung oder die unsinnigen Schönheitsideale, die Essstörungen bewirken. Pädagogik und Information über gesunde Ernährung ist sicherlich auch von Bedeutung, doch dass schon allein damit das Problem gelöst werden könnte, wäre gewiss eine naive Erwartungshaltung. Nachdem die Kameras abgeschaltet waren, meldete sich dann auch eine Zuschauerin aus dem Publikum und widersprach der These von der mangelnden Information. Sie sei selbst essgestört gewesen und habe immer gewusst, dass das, was sie da tue, nicht gesund sei.

Bei solchen Talkshows wird man immer in Luxusherbergen untergebracht. Wenn man dann morgens in den über alle Maßen prachtvollen Frühstücksraum kommt und erwartungsvoll aufs Frühstücksbuffet schaut, muss man mit Schrecken feststellen: Körner über Körner! Einige Wurstscheiben sind noch schamhaft hinter irgendwelchen Aufbauten versteckt. Im Wesentlichen aber: Körner! Und so sehen Sie in diesem Frühstücksraum traurige Menschen auf Körnern herumkauen. Wenn Sie dann als fröhlicher Rheinländer mitfühlend fragen: »Sagen Sie, schmeckt das eigentlich?«, müssen die auch noch sagen: »Ja, wahnsinnig lecker!«

Das ist Political Correctness. Sie müssen diese schrecklichen Dinge auch noch lecker finden. Fragen Sie doch selbst mal jemanden, der Müsli isst, ob ihm das schmeckt!

In der Gesundheitsreligion gibt es inzwischen auch Häresien, Irrlehren, die inbrünstig geglaubt werden. Wer kennt sie nicht, die Nachbarin, die Ihnen heimlich unter vier Augen sagt: »Wissen Sie, gegen Schnupfen habe ich eine Methode, die ist nicht schulmedizinisch, sondern von einer Cousine von mir: Sie müssen bei Vollmond mitternachts auf einem Baum stehen, nach Osten schauen und mit der linken Hand ein Gänseblümchen ins rechte Nasenloch stecken. Und sofort ist der Schnupfen weg. Das ist eine absolut sichere Methode.« Je komplizierter die Vorschrift, desto intensiver der Glaube – und wenn Sie es wagen, ironische Bemerkungen zu machen, ist die gute Nachbarschaft für Jahrzehnte dahin.

Es gibt auch eine heilige Inquisition, die Bundesärztekammer, die Rechtgläubiges von nicht Rechtgläubigem unterscheidet. Und blasphemisch, gotteslästerlich, kann man inzwischen nur noch im Bereich der Gesundheitsreligion sein: Über Jesus Christus darf man hierzulande inzwischen jeden albernen Scherz machen, aber bei der Gesundheit hört der Spaß auf. In diesem Buch soll er deshalb da erst anfangen. Vor kurzem stand ich zum Beispiel mit einem Freund, einem rheinischen Pfarrer, vor seiner Kirche. Er ging zur Kirchentür zurück, schloss sie, kam wieder zu mir, zündete sich eine Zigarette an und sagte: »Er muss ja nicht alles sehen!« Dann zog er den Rauch tief in die Lunge hinunter und fügte mit Blick in die Ferne nachdenklich hinzu: »Warum soll meine Lunge eigentlich älter werden als ich?«

Verehrte Leserinnen und Leser, an dieser Stelle eine herzliche Warnung: Wenn Sie eine solche Bemerkung in einem entsprechend gesundheitsreligiös bewegten Kreis machen, haben Sie mit allen Strafen zu rechnen, die im Mittelalter auf Gotteslästerung standen. »Wenn das jemand mit Bronchialkarzinom hört! Entsetzlich!« Ich habe übrigens meinen Vortrag auch einmal vor dem Bundesverband der »Frauen nach Krebs« gehalten und mir überlegt, ob ich diesen Scherz machen dürfe. Ich machte ihn – und die Frauen amüsierten sich köstlich, weil sie mit ihrer ernsten Lebenserfahrung diese dämlichen Tabus natürlich längst überwunden hatten. Oder nehmen Sie einmal die theologisch völlig präzise Bemerkung: »Wer früher stirbt, lebt länger ewig!« So etwas löst selbst in Kirchenkreisen blankes Entsetzen aus.

Die Gesundheitsreligion herrscht unwidersprochen. Als ich einen Vortrag über meine Thesen zur Eröffnung eines »Gesundheitstags« in einem süddeutschen Landkreis hielt, trat vorher ein Krankenkassenvertreter auf, der alle anwesenden Honoratioren aufforderte, sich das Jackett auszuziehen und auf einem Bein im Kreis zu hüpfen. Alle machten mit: Landrat, Bankdirektoren, Industrielle, Politiker aller Parteien. Nur ich blieb sitzen, da ich ja wusste, was ich anschließend sagen würde, und so erlebte ich, wie man sich fühlt, wenn man als Einziger »nicht mitmacht«. Nicht gut jedenfalls. Man stelle sich aber vor, der Landrat hätte dazu aufgefordert, einfach einmal ein Vaterunser zu beten. Es hätte empörte Reaktionen gegeben, Religion sei Privatsache. Doch die Gesundheitsreligion ist offensichtlich auf dem besten Weg zur Staatsreligion.

Diätbewegungen gehen wie wellenförmige Massenbewegungen über das Land hin und übertreffen in ihrem Ernst die Büßer- und Geißlerbewegungen des Mittelalters noch bei weitem. Herr Strunz, seines Zeichens Gesundheitspapst – Päpste gibt es in der Gesundheitsreligion auch sehr viele –, hat doch glatt ein Buch geschrieben, das da heißt: *Die Diät*. Nun haben wir im Medizinstudium gelernt, dass es verschiedene Diäten gibt: Leberdiät, Pankreasdiät, Diabetesdiät – »die Diät« an sich existiert also gar nicht. Aber wenn man nun mal Papst ist wie Herr Strunz, gibt es natürlich nur eine Wahrheit: »die Diät«. Und dann schreibt Herr Strunz ein anderes Buch: *Forever young*. Das ist nun nicht nur gestrunzt, wie wir Rheinländer sagen, das ist glatt gelogen. Aber die Leute kaufen es – können kein Englisch, Pisastudie! –, und das Buch erscheint auf den Bestsellerlisten.

In diesem Zusammenhang las ich im Wissenschaftsteil der *Süddeutschen Zeitung* einen seriösen Artikel über Würmer: Japanische Forscher hatten festgestellt, dass Würmer, die Diät leben – also Würmer, die quasi nichts fressen (und wenn überhaupt, dann nur Körner) –, wahnsinnig alt werden. Man sei jetzt dabei, das auf den Menschen zu übertragen. Der Artikel atmete Nobelpreisverdächtigkeit. Wenn ich mir aber als katholischer Rheinländer vorstelle, ich dürfte quasi nichts mehr essen, und wenn überhaupt, dann nur Körner, und könnte dann noch nicht einmal sterben … Das wäre für unsereinen die konkrete Beschreibung der Hölle. Aber in der Gesundheitsreligion verheißt das paradiesische Zustände.

Fitnessstudios entstehen inzwischen bei uns dort, wo früher Marienkapellen standen, nämlich an Wegkreuzungen. Diese Studios haben so große Fenster, nicht etwa damit die armen geplagten Menschen hinausgucken können – sie kommen gar nicht dazu, sie sind ja völlig fertig –, sondern damit unsereins hineinschaut und sich sagt: »Müsste ich eigentlich auch mal machen!« Es wird sehr viel mit der Angst vor der ewigen Verdammnis, also dem allzu frühen selbstverschuldeten Tod, und infolgedessen mit der Aktivierung des schlechten Gewissens gearbeitet. Jeder Hausarzt kann inzwischen einem Kassenpatienten Bußwerke auferlegen, die die strengsten mittelalterlichen Ordensregeln bei weitem übertreffen: wann Sie morgens aufzustehen haben, wann Sie abends ins Bett gehen sollten, wo das Bett wegen der Erdstrahlen zu stehen hat, was Sie essen dürfen. Ganz zu schweigen von der langen Liste all dessen, was Sie nicht essen dürfen! Dagegen ist die Benediktinerregel der reinste Schlendrian. Die Leute befolgen all das gehorsam und schreiben brav jeden Misserfolg nicht dem Mangel der ärztlichen Weisung, sondern der eigenen schuldhaften Inkonsequenz zu.

Und dann das Wort Sünde! Bei uns im katholischen Rheinland ist es – selbst von der katholischen oder evangelischen Kanzel herab – nicht mehr üblich, »Sünde« zu sagen, denn das klingt einfach zu hart, und der Rheinländer liebt diese harten Ausdrücke nicht. Man sagt zum Beispiel besser: »Jemand ist ein Stück weit vom Weg abgekommen.« Oder: »Er hatte eine Mutterproblematik und hat deshalb den Vater umgebracht«, was man ja sehr gut verstehen kann. Aber Sünde? Nein, das sagt man nicht. Beobachten Sie selbst einmal, wo Ihnen der Ausdruck »Sünde« heutzutage noch begegnet. Ich sage es Ihnen: meistens im Zusammenhang mit Sahnetorte. »Da habe ich mal wieder ein bisschen gesündigt.«

Von der katholischen Prozessionstradition zur Chefarztvisite

Ein Architekt bezeichnete einmal die Krankenhäuser als die Kathedralen des 20. Jahrhunderts. So gesehen ist das Aachener Klinikum sozusagen der Petersdom Europas. Dort hat man alle Gefühle, die man auch im Kölner Dom hat. Man kommt sich ganz klein und hässlich vor in diesem riesigen Gebäude. Und man erlebt das, was Friedrich Schleiermacher, der große evangelische Religionsphilosoph des 19. Jahrhunderts, einmal als *das* Charakteristikum der Religion bezeichnete, nämlich »das Gefühl schlechthiniger Abhängigkeit«. Genau dieses Gefühl produzieren diese Architekturen, und dort finden nicht minder eherne Riten statt.

Wir beobachten bei uns im katholischen Rheinland den bruchlosen Übergang von der katholischen Prozessionstradition zur Chefarztvisite. Ich weiß nicht, ob Sie so etwas schon einmal erlebt haben. Die Chefarztvisite ist – ähnlich wie die katholische Prozession – völlig zwecklos, aber höchst sinnvoll. Zwecklos ist sie, weil Sie sich als Chefarzt natürlich viel besser informieren könnten, wenn Sie einmal in die Kurve schauen oder Ihren Assistenzarzt fragen würden. Aber nein, der Ritus muss sein, der Patient erwartet das: »Wann kommt der Chef?« Und schon formiert sich die Prozession: voran die Schwesternschülerinnen als Ministrantinnen, dann die Schwestern, dahinter die Stationsschwester mit der Heiligen Schrift, der Kurve des Patienten, gefolgt von den Assistenten, dem Oberarzt – und dann erscheint schließlich er: der Chef. Der Chef ist meistens schon etwas älter, nicht mehr so orientiert in seinem Fach, kann aber seine Rechnungen noch gut lesen und wirkt vor allem sehr würdevoll. Im ersten Zimmer flüstert ihm die Stationsschwester den Namen des ersten Patienten zu – man kann im Alter ja mal was vergessen. Und so stellt der Chef die gleichen Fragen wie letzte Woche und bekommt infolgedessen die gleichen Antworten, ähnlich wie in der heiligen Messe.

Dann kommt es zum Höhepunkt der Visite: Der Chefarzt wird sakralsprachlich. Die Sprachen Griechisch und Latein sind inzwischen aus dem katholischen Gottesdienst weitgehend verschwunden, aber in der Gesundheitsreligion sind sie nach wie vor sehr wichtig. Ein Chefarzt, den man komplett versteht, gilt als inkompetent. Zum Höhepunkt der Visite sagt der Chefarzt also nachdenklich zum Oberarzt: »Wissen Sie, Herr Kollege, ich halte das doch am ehesten für eine ideopathische Störung.« Der Chefarzt hat »ideopathisch« gesagt! Der Patient ist tief ergriffen. Der Chefarzt schwebt einen halben Meter höher aus dem Zimmer, die Tür schließt sich – und schon hängt der Patient am Telefon, ruft zu Hause an und sagt: »Friedchen, er hat ›ideopathisch‹ gesagt. Kannst du mal im Gesundheitslexikon nachschauen, was das eigentlich heißt?« Sie geht ans Gesundheitslexikon, kommt zurück und sagt: »Ideopathisch heißt: Wir wissen nicht, woran es liegt.« Deswegen rate ich immer dringend von der Anschaffung von Gesundheitslexika ab: weil sie den Placeboeffekt verhindern.

Gesundheitspolitik und Wege zum unglücklichen Leben

Die gesundheitsreligiöse Realsatire hat aber durchaus sehr ernste und handfeste politische Konsequenzen. Wenn nämlich Gesundheit tatsächlich das höchste Gut wäre, dann wäre maximale Diagnostik und maximale Therapie für jeden Einzelnen von uns die absolute Pflicht der Gesellschaft und des Staates. Das wäre die Hölle für uns alle – wir kämen aus der Röhre gar nicht mehr heraus – und zugleich der sofortige finanzielle Zusammenbruch des Gesundheitswesens. Das ist jedem, der sich auskennt, völlig klar. Dennoch darf kein Politiker, der noch einmal gewählt werden will, sagen, dass man im Gesundheitsbereich künftig unvermeidlich Einschränkungen hinnehmen müsse. Man darf sagen, dass die Effizienz und die Qualität des Systems verbessert werden müssen, dass es keine Zwei-Klassen-Medizin geben darf, dass Solidarität herrschen muss, dass selbstverständlich »alles medizinisch Notwendige für jeden einzelnen Bürger« zu geschehen hat. Das ist absolut political correct. Sobald Sie aber als Politiker sagen, was im Einzelnen medizinisch notwendig ist – und infolgedessen auch, was nicht (!) medizinisch notwendig ist –, sind Sie nicht mehr wählbar.

Wie man sich am Zahnersatz festbeißt

Und so hat die Kostensteigerung im Gesundheitswesen aus meiner Sicht ganz ernsthaft letztlich religiöse Gründe. Die völlig irrwitzige religiöse Aufladung des Gesundheitsbegriffs einschließlich Blasphemieschutz führt dazu, dass jeder Appell, im Bereich der Gesundheit Aufwendungen zu reduzieren, gotteslästerlich klingt. So haben die Ausgaben aller Krankenkassen im vergangenen Jahr die Ausgaben des Bundeshaushaltes überschritten. Und wenn man den Wellness- und Fitnessbereich, die Reformhäuser usw. dazurechnet, könnte man behaupten: »Wir sind eine einzige Gesundheitswirtschaft!« Wir arbeiten nur noch, um uns ein Auto leisten zu können, mit dem wir zum Arzt und zum Fitnessstudio fahren. Alles ist auf Gesundheit hin orientiert.

So treibt der Riesentanker Gesundheitswesen vor sich hin, und beim Blick auf die Kommandobrücke stellt man fest, dass sie leer ist. Niemand steuert das Gesundheitswesen. In der Kajüte wird Schwarzer Peter gespielt, und die »üblichen Verdächtigen« werden verhaftet: Die Pharmaindustrie sei schuld, die Ärzte, die Apotheker, die Krankenhäuser, die Krankenkassen und die Politiker. Doch aus meiner Sicht sind eben nicht die Politiker schuld. Jede demokratische Gesellschaft hat schließlich die Politiker, die sie verdient. Und solange wir selbst in allen Geburtstagsreden von Flensburg bis Passau Gesundheit als höchstes Gut preisen, dürfen wir uns nicht wundern, dass Gesundheitspolitik de facto seit Jahren nicht mehr stattfindet. Politik ist nämlich die Kunst des Abwägens. Ein höchstes Gut kann man gar nicht abwägen. Dafür muss man immer alles tun.

Doch worüber sollen Gesundheitspolitiker reden, wenn sie eigentlich nicht über Gesundheit reden dürfen? Sie müssen Ersatzthemen finden. Das klassische Ersatzthema ist der Zahnersatz. Der Zahnersatz hat den großen Vorteil, dass er mit Gesundheit absolut nichts zu tun hat. Der Zahnersatz ist quasi das Toupet für den Mund, also eine ästhetische und dadurch auch eine ernst zu nehmende soziale Frage. Wenn sich jemand keinen Zahnersatz leisten kann, ist er sozial diskriminiert, und darüber muss man reden. Nur: Mit Gesundheit hat das absolut nichts zu tun. Alle gesundheitsrelevanten Funktionen des Zahnersatzes kann ein guter Fleischwolf problemlos substituieren. Weil Gesundheit hier also in Wirklichkeit gar nicht involviert ist, kann man ausnahmsweise über dieses Thema politisch streiten: »Wenn jemand Gold und Platin in den Zähnen haben will, dann soll er das gefälligst selbst bezahlen!« So kann man die ganze Palette klassischer Politthemen am Zahnersatz abarbeiten, weil man hier problemlos abwägen kann.

Als sich bei einer Fernsehdiskussion im österreichischen Fernsehen die Politiker wieder einmal am Zahnersatz festgebissen hatten, warf ich ein: »Ich würde gern einmal über Insulinpumpen reden.« Es gibt inzwischen Insulinpumpen für bestimmte Formen des Diabetes mellitus, in die man computerisiert den eigenen Terminkalender eingeben kann und die dann genauso viel Insulin ausschütten, wie man gerade benötigt. Darunter finden sich moderne Modelle, die sehr kostspielig und sehr kompliziert, aber eben auch sehr wirksam sind. Medizinisch ist es überhaupt keine Frage, dass ein Diabetiker, für den das indiziert ist, dadurch statistisch älter wird als ein Diabetiker, der keine solche Pumpe hat, weil bekanntlich viele Risikofaktoren mit einem nicht gut eingestellten Diabetes zu tun haben. Würde man aber am morgigen Tage all jenen Diabetikern, die dafür in Frage kämen – und das sind keineswegs alle Diabetiker –, eine solche Pumpe zur Verfügung stellen, würde allein das den sofortigen finanziellen Zusammenbruch des Gesundheitswesens zur Folge haben. Das Gleiche kann man übrigens auch mit anderen medizinischen Maßnahmen durchspielen, zum Beispiel mit bestimmten Herzschrittmachern, wie mir Kardiologen versichern. An dieser Stelle sagte ich den folgenden Satz, der political absolut incorrect war (als Politiker wäre ich nun nicht mehr wählbar): »Reiche Menschen konnten immer schon älter werden als arme, und das ist – zwar Gott sei Dank abgemildert – auch heute noch so, und es wird auch weiter so bleiben.«

Die Reaktion war sehr interessant. Die Politiker diskutierten anschließend händeringend über den Zahnersatz weiter, doch nach der Talkshow kamen sie einzeln zu mir und sagten: »Sie haben natürlich Recht, Herr Lütz.« Das aber öffentlich zu sagen wäre im Grunde ein Tabubruch gewesen. Die religiöse Aufladung des Gesundheitsbegriffs hat also zum Ende der Gesundheitspolitik geführt. Die Wirklichkeit darf nicht mehr zur Sprache gebracht werden, es wird nur noch in Leerformeln geredet. Man könnte ruhig einmal eine Talkshow zur Gesundheitspolitik von vor vier Jahren wiederholen – natürlich nur mit Köpfen, die noch immer im politischen Geschäft sind –, und man würde es gar nicht merken, wie dazumal bei der aus Versehen wiederholten Neujahrsansprache von Helmut Kohl. Ich bin der Überzeugung, dass wir dringend eine gesellschaftliche Debatte über die religiöse Aufladung des Gesundheitsbegriffs brauchen. Und eine solche – nüchtern geführte – Debatte müsste klar machen: Gesundheit ist ein hohes Gut, aber keinesfalls das höchste.

Staatlich geförderte Korruption

Im medizinischen Bereich hat der jahrelange faktische Stillstand der Gesundheitspolitik inzwischen zu einer desolaten Situation geführt. Der finanzielle Druck – der natürlich immer weiter zunimmt, weil die kultisch verklärte Gesundheit ein äußerst lukratives Wirtschaftsfeld geworden ist und ständig teure Innovationen generiert – wurde einfach weitergegeben. Es traf vor allem die Ärzte. Hier soll nun keineswegs eine Klage über die allgemeine Verarmung der Ärzteschaft angestimmt werden. Es gab und gibt immer noch Ärzte, die außerordentlich gut verdienen, und natürlich auch geschäftstüchtige schwarze Schafe, die zu viel verdienen.

Aber die Masse der Ärzte musste in den vergangenen Jahren ständig zunehmende Einschränkungen in Kauf nehmen. Hier galt das Prinzip des geringsten Widerstands. Ärzte haben keine gewerkschaftliche Kampftradition. Sie sprechen noch immer altväterlich von »Honorar«, was etwas mit Ehre zu tun hat. Sie sind oft auch durchaus aus idealistischen Gründen Ärzte geworden, um Menschen zu helfen, was Begriffe wie »Streik«, Arbeitskampf etc. irritierend klingen lässt. Und so hat man hier die bürokratischen und finanziellen Daumenschrauben immer weiter angezogen – bis man sie zuletzt überdreht hat. Man konnte herzensgute Ärzte, die ihren Patienten stets aufopferungsvoll zur Seite stehen, erleben, die geradezu vor Wut schnaubten. Sie waren einfach nicht mehr bereit, die Zeche dafür zu zahlen, dass wirkliche Gesundheitspolitik seit Jahren aus Angst unterbleibt.

Offensichtlich ist hier eine Grenze erreicht oder sogar schon überschritten. Und die Politik muss sich jetzt dringend neue Gedanken machen. Gescheitert sind Wege wie die Budgetierung, die eigentlich ganz clever gedacht waren. Wer ist es denn, der die teuren Untersuchungen anordnet? Es ist der Arzt. Und wer ist es, der die teuren Therapien anordnet? Das ist ebenfalls der Arzt. Und wie könnte man also die Kosten im Gesundheitswesen effektiv im Zaum halten? Indem man jedem Arzt nur einen gewissen Geldbetrag zuweist. Dann hat man eine sichere Begrenzung der Kosten. Das war clever gedacht, aber nicht wirklich klug. Ich kann mich noch an eine Pressekonferenz erinnern, in der ein Journalist aufstand und den Minister fragte: Er habe gerade bei einem guten Freund angerufen. Dessen Hausarzt habe ihm mitgeteilt, dass eigentlich eine bestimmte ärztliche Untersuchung anstehe, er könne sie aber nicht durchführen, weil sein Budget erfüllt sei. Ich erinnere mich genau, wie der Minister rot anlief und sagte, das sei ein geradezu klassisches Missverständnis der Budgetierung. Selbstverständlich müsse alles medizinisch Notwendige (!) bei jedem Bundesbürger passieren. Er solle ihm doch bitte die Telefonnummer dieses Hausarztes besorgen. Nur insgesamt müsse der Hausarzt mit seinem Budget klarkommen ... irgendwie ... das sei gar kein Problem ... man müsse das nur eben gut organisieren ...

So etwas ist natürlich im Grunde blanker Zynismus und führt zu einer Art staatlich betriebener Korruption. Wenn

Korruption die Inaussichtstellung wirtschaftlicher Vorteile für unsittliches Handeln ist, dann wird hier einem Arzt indirekt empfohlen, am Ende des Quartals eine medizinisch sinnvolle Untersuchung nicht durchzuführen – es natürlich obendrein dem Patienten zu verschweigen –, um damit keine wirtschaftlichen Nachteile zu erleiden. Solch eine staatlich prämierte unsittliche Verhaltensweise wird durch die getroffenen Regelungen nahegelegt. Ich kenne junge Kollegen, die wegen derartiger unsittlicher Nötigungen ihren Beruf an den Nagel gehängt haben. Nur wer solche Situationen kennt, kann die unbändige Wut erklären, die sich in den wochenlangen Ärzteprotesten Bahn brach.

Die Arztrolle steckt heute in einer dramatischen Krise. Der Arzt soll so etwas wie das »höchste Gut« herstellen. Und er weiß: Er kann das nicht. Doch selbst wenn er das freimütig bekennt, glaubt ihm das keiner. Die Menschen wollen ihre Ärzte als Heilsbringer. Und wenn das Heil dann doch nicht eintritt, macht sich oft eine unbändige Aggression Luft. Die Kunstfehlerprozesse in den Vereinigten Staaten von Amerika sprechen eine deutliche Sprache.

In einer pluralistischen Gesellschaft brauchen wir ein Gesundheitssystem, das möglichst viel Wahlfreiheit ermöglicht. Wenn für jemanden persönlich die Gesundheit als höchstes Gut gilt – was ihm unbenommen sein muss –, so müsste er gegebenenfalls auf teuren Urlaub, ein schönes Auto und Sonstiges verzichten, um sich so hoch zu versichern, dass er auch mit 95 Jahren noch die hochkomplizierte Herzoperation erhält. Wenn er zum Beispiel als Christ auch noch an etwas über dieses Leben hinaus glaubt, dann wird er sich möglicherweise aber nicht versichern und das eingesparte Geld für arme Menschen in Afrika spenden. Wenn die einzelnen Bürger diese Entscheidung fällen würden, wäre das ethisch unproblematisch. Wenn der Staat oder irgendwelche Gremien das entscheiden, dann werden die Bürger entmündigt – und die Kosten steigen weiter, da sich keiner politisch wirkliche Einschränkungen zutraut.

Vorbeugend leben, um gesund zu sterben

Die Gesundheitsreligion erfasst natürlich wie jede gute Religion das ganze Leben. Es gibt Menschen, die von morgens bis abends nur noch vorbeugend leben, um dann gesund zu sterben. Doch auch wer gesund stirbt, ist definitiv tot. Das geht morgens los mit Müsli, anschließend treibt man Aerobic vor dem Fernseher. Dann radelt man 30 Kilometer weit zum Bioladen, um ein biologisch-dynamisches Mittagessen vorzubereiten. Nach dem Mittagessen folgt selbstverständlich ein Gesundheitsschlaf. Nachmittags läuft man durch die Wälder: Trimm dich durch Sport! Als ich einem guten Freund sagte, er würde dank all seiner sportlichen Bemühungen sicher älter werden, war er zunächst sehr geschmeichelt. Als ich dann aber hinzufügte, ich befürchtete, er werde nur so viel älter, wie er mit hängender Zunge durch den Wald gelaufen sei, hätte er mich beinahe freundschaftlich erwürgt.

Der Slogan »Fit for Fun« ist übrigens wenigstens noch ehrlich, denn er behauptet nicht, dass Fitness Spaß mache, sondern dass man sich fit macht, um anschließend Spaß zu haben. Doch die meisten Menschen, die nach all den aufreibenden Selbstkasteiungen abends völlig fertig nach Hause kommen, haben für den Spaß einfach keine Kraft und keine Zeit mehr. Gar nicht zu reden vom Hochamt der Gesundheitsreligion: dem Städtemarathon. Jede deutsche Stadt mit Stadtrechten hat einen Städtemarathon. Beim Städtemarathon teilt sich die örtliche Bevölkerung in zwei Gruppen. Die eine Gruppe verlässt die Stadt fluchtartig, als sei mit dem Einschlag einer Atombombe zu rechnen. Die andere Gruppe läuft mit – einschließlich des Oberbürgermeisters, falls er nochmals gewählt werden will. Und dann sieht man schwitzende Gestalten in absurden Verkleidungen rudelförmig immer im Kreis – es gibt sehr kleine Städte! – durch hässliche Straßen rennen. Man erlebt beim Köln-Marathon Bankdirektoren in Höschen und sonst ganz seriös angezogene leitende Angestellte in T-Shirts! Unbeschreiblich!

Ich stelle mir dabei immer vor, Marsmenschen kämen auf die Erde, und ich müsste ihnen anlässlich des Köln-Marathons erklären: Das, was da erbärmlich schwitzend, absurd verkleidet und sinnlos im Kreis rennt, sei der Höhepunkt der Schöpfung, der Homo sapiens sapiens. Ich würde in Erklärungsnotstand geraten. Die Schimpansen im Kölner Zoo rennen zwar auch mal ums Karree, aber dann essen sie eine Banane, was viel vernünftiger ist. Bei den Marathonläufen tauchen auch immer wieder sadistische Journalisten auf, die mit Mikrofonen am Schluss des Marathonlaufs auf die Überlebenden zulaufen und fragen: »Sagen Sie mal ganz ehrlich, hat Ihnen das eigentlich Spaß gemacht?« Und dann sieht man ausgemergelte Gestalten, fertig mit sich, mit der Welt, mit allem, mit der letzten Luft, die sie noch in den Lungen haben, und erbarmungswürdigem Gesichtsausdruck antworten:»Ja, wahnsinnig viel Spaß!« So etwas halte ich für einen Verstoß gegen die Menschenrechte. Man sieht doch, dass die Menschen leiden – da fragt man doch nicht noch nach!

Man vergleiche das übrigens einmal mit mittelalterlichen Städtewettrennen, zum Beispiel dem Palio in Siena, der auch heute noch durchgeführt wird. Da laufen die verschiedenen Stadtviertel gegeneinander. Aber das tun sie natürlich nicht persönlich, sie lassen ein Pferd für sich laufen, was viel vernünftiger ist. Auf dem ungesattelten Pferd sitzt zwar noch ein Reiter, der aber eigentlich völlig nebensächlich ist und auch meist herunterfällt, was nicht sehr gesund für ihn ist. Doch entscheidend ist das Pferd. Wochen und Monate vor dem Ereignis gibt es Arbeitsessen in den Stadtvierteln von Siena, den Contraden: Köstliches toskanisches Essen, der Chianti fließt in Strömen. Man bespricht sich, spinnt Intrigen, was ganz selbstverständlich dazugehört. Die Stimmung steigt, die Atmosphäre brodelt. Und schließlich kommt es zum großen Tag des Palio. Menschen aus aller Herren Länder strömen nach Siena, um sich dieses großartige Schauspiel anzuschauen. Auf dem zentralen Platz, dem Campo, versammelt sich die Sieneser Bevölkerung in mittelalterlichen Kostümen. Fünf Stunden lang paradieren die Abordnungen der Contraden auf dem Platz mit Trommlern und Fahnenschwingern. Ein prachtvolles Schauspiel. Und dann kommt das Rennen. Und es dauert präzise 90 Sekunden!

Als ich einmal zum Palio in Siena war, stand neben mir der klassische fleißige und arbeitsame Deutsche, der ausnahmslos alles fotografiert hatte und ausgerechnet zu diesem Zeitpunkt den Film wechselte. Als er wieder aufblickte mit der unausgesprochenen Frage: »Wo laufen sie denn?«, musste ich ihm die niederschmetternde Mitteilung machen, es sei gerade vorbei. Niemals habe ich einen erschütterteren Menschen gesehen, denn er dachte tatsächlich – typisch deutsch –, das Wesentliche sei das Rennen. Aber das Wesentliche am Palio ist natürlich nicht das Rennen, das Wesentliche ist das ganze Drum und Dran, die Arbeitsessen vorher, die Festessen nachher. Das war meinem trauernden deutschen Nachbarn nicht klarzumachen, und so riet ich ihm, besser zum New-York-Marathon zu fliegen: Fünf Stunden Filmwechsel – das gibt es nicht!

Was aber macht der Gesundheitsgläubige abends? Man kann dann nicht mehr durch die Wälder rennen. Man sieht ja nichts. Doch seitdem es bei uns Privatsender gibt, ist dieses Problem gelöst. Man kann nämlich inzwischen jeden Abend irgendein Gesundheitsmagazin sehen, das einem die Augen dafür öffnet, dass man sich jahrzehntelang fälschlicherweise gesund gefühlt hat, obwohl man es gar nicht war ... Es gibt Menschen, die 50 Jahre ihres Lebens quietschvergnügt einfach vor sich hinleben und dann in einer solchen Sendung erfahren, dass ihr ganzes Leben ein Irrtum war. Am nächsten Morgen sitzen sie beim Hausarzt und lassen sich untersuchen. Und was passiert, wenn man sich ein bisschen zu viel untersuchen lässt, haben wir ja schon gesehen.

Mittlerweile zeigt sich in diesem Feld auch eine Sexualisierung. In jedem Frühjahr kann man in Boulevardzeitungen Headlines lesen nach dem Motto: Sex ist gesund. In einem Interview in der *Psychologie heute* gestand man an dieser Stelle in Klammern: »Bei uns schon im Februar«. Doch man sollte sich schon genau überlegen, was das eigentlich für Konsequenzen haben könnte. Man bedenke: der Geschlechtsverkehr, die *petite mort*, der kleine Tod, der französischen erotischen Literatur – zur Stabilisierung der Blutdruckamplitude? Das wäre das definitive Ende der Erotik. Im *Deutschen Ärzteblatt* erschien eine Anzeige mit dem Werbespruch: Heiraten fördert die Gesundheit. Wer aus diesem Grund heiratet, sollte sich wohl am besten gleich einen Scheidungsanwalt besorgen.

Und dann wäre da noch der Schönheitskult: Schön, fit und gesund sind Attribute, die irgendwie als identisch gelten. Dabei hat Schönheit nichts mehr zu tun mit Anmut, Esprit oder berückender Stimme. Schönheit wird vielmehr gleichgesetzt mit junger, knackiger, leicht gebräunter Haut. Es gibt inzwischen bestimmte Illustrierte und bestimmte Fernsehsender, in denen überhaupt nur noch solche »Schöne« vorkommen. Die Jüngeren sind offenbar abgetrieben worden, die Älteren hat man euthanasiert, und übrig geblieben sind diese »Schönen«. In der Dermatologie-Vorlesung haben wir jedoch gelernt: Bis zum 18. Lebensjahr ist die Haut hässlich (Pickel etc.!), ab dem 23. Lebensjahr beginnt die Hautalterung. Zwischen 18 und 23 hat man meistens Liebeskummer und kann es überhaupt nicht genießen. Das heißt, das Ganze ist eine einzige teure und frustrierende Anleitung zum Unglücklichsein. Man ist das ganze Leben damit beschäftigt, einen Hautbefund vorzutäuschen, den man nicht hat: »Ihre Frau sieht immer noch so aus wie vor 20 Jahren!« – »Ja, aber es dauert jetzt länger!« Die Kosmetikindustrie kassiert. Das gilt aber inzwischen auch für Männer. Mancher 70-jährige ewige Gigolo duzt inzwischen seinen Schönheitschirurgen und fällt immer wieder unangenehm bei der Beerdigung von Gleichaltrigen auf, weil er am Grab das einoperierte Lächeln nicht mehr aus dem Gesicht bekommt. Da kann man leider nichts machen …

Eine Religion frisst ihre Kinder

Der Fundamentalismus der Gesundheitsreligion: »Mein Mann stirbt übrigens nächsten Mittwoch …«

Das Ganze hat indes sehr ernste ethische Konsequenzen. Wenn nämlich der gesunde Mensch der eigentliche Mensch ist, dann ist der Kranke – vor allem der nicht mehr heilbar Kranke, der chronisch Kranke und der Behinderte – ein Mensch zweiter oder dritter Klasse. Und so hat die Gesundheitsreligion inzwischen bereits ihren eigenen Fundamentalismus entwickelt. Der Fundamentalismus der Gesundheitsreligion ist die »Ethik des Heilens«. Die Ethik war einmal der argumentative kontroverse philosophische Diskurs über Moral. Sobald heute aber jemand »Ethik des Heilens« sagt, ist Ende der Debatte. Dann wird es sakral. Wollen Sie etwa einem mukoviszidosekranken Kind erklären, aus welchen absurden ethischen Gründen Sie ihm nicht helfen? So sinngemäß der ehemalige deutsche Bundespräsident Roman Herzog. Wer dann sagen würde, dass die scheinbar so absurden ethischen Gründe lauten, dass man einen Menschen am Beginn seiner Existenz – einen Embryo – nicht opfern darf, auch nicht, um einen anderen Menschen zu heilen, dem würde in der allgemein aufgeheizten gesundheitsreligiösen Atmosphäre geradezu Zynismus vorgeworfen. Herzog sagte das damals in der Debatte über embryonale Stammzellen. Man hatte behauptet, über Forschung an embryonalen Stammzellen würde man vielleicht irgendwann einmal die Parkinson'sche Krankheit heilen können. Aus neurologischer Sicht war und ist das sehr unwahrscheinlich. Aber damals war es ein guter Werbegag. Gehen wir aber einmal hypothetisch davon aus, dass es tatsächlich funktionieren und morgen Abend im Fernsehen ein Film über einen so geheilten Parkinson-Patienten gesendet würde. Vorher: Patient krank im Bett liegend, unbeweglich, Pflegefall; nach der Therapie: Tennis spielend! Das wäre gewiss das Ende der Debatte über embryonale Stammzellen in Deutschland.

Wer heilt, hat Recht. Dieser eigentlich sehr vernünftige ärztliche Grundsatz wird, so gewendet, zynisch. Und an dieser Stelle wird es außerordentlich ernst. Denn auf diese Weise hat die Gesundheitsreligion das Menschenbild unserer Gesellschaft bereits zutiefst verändert. Wir haben gesellschaftsweit längst nicht mehr das Menschenbild, das in Artikel 1 des Grundgesetzes mit der Unantastbarkeit der Würde – und zwar jedes einzelnen Menschen – festgeschrieben ist. Wir haben das Menschenbild der Gesundheitsreligion. Man mache einmal eine Umfrage, ob man bei Menschen, die nicht mehr ganz gesund werden können, genauso viele Finanzen einsetzen sollte wie bei solchen, die noch gesund werden können. Ich bin sicher, man wird verfassungswidrige Antworten bekommen.

Die Gesundheitsreligion ist die mächtigste und teuerste Weltreligion aller Zeiten, und sie herrscht mit strenger Political Correctness. Wenn ich das, was ich zu Anfang des Buches satirisch gesagt habe, unsatirisch geäußert hätte, wäre mancher Leser wohl entsetzt gewesen. Ich habe meine Vorträge zum Thema inzwischen öfter im Osten Deutschlands gehalten, und dort hat man mir bestätigt: In totalitären Verhältnissen kann man die Wahrheit nur satirisch sagen. Und die Gesundheitsreligion herrscht bei uns nun einmal totalitär. All das gilt auch für das Ende des Lebens. Wenn jemand nicht mehr heilbar ist, wenn man nichts mehr machen kann, dann kann man ihm in den Niederlanden und in Belgien (dort ist das inzwischen gesetzlich geregelt) einen »guten Tod« geben: »Euthanasie« heißt das auf Griechisch. Die niederländische Regierung führt jedes Jahr Untersuchungen darüber durch, wie diese Euthanasiegesetzgebung umgesetzt wird. Im Durchschnitt werden ca. 250 Niederländer pro Jahr getötet, obwohl sie bei vollem Bewusstsein sind und nicht zugestimmt haben. Das widerspricht zwar der gesetzlichen Regelung und kommt wohl nur heraus, weil die Befragungen anonymisiert erfolgen. Doch es zeigt: Wenn der Damm einmal gebrochen ist, gibt es letztlich kein Halten mehr.

Einmal saß bei einem Abendessen neben mir eine Niederländerin, die klagte, in Deutschland würde immer so kritisch über die Euthanasieregelung in ihrer Heimat gesprochen. Das sei doch eine sehr korrekte Regelung mit seriösen Kommissionen. Aber sie müsse zugeben, manches sei auch für sie gewöhnungsbedürftig. Vor drei Wochen habe sie eine gute Freundin angerufen, um ihr mitzuteilen: »Mein Mann stirbt übrigens nächsten Mittwoch und wird am Samstag beerdigt. Ich wollte es dir nur schon einmal sagen.«

Würde man morgen im deutschen Fernsehen den teuflisch brillant gemachten Film *Ich klage an* zeigen, und zwar ohne den Hinweis, dass er aus der Nazizeit stammt und die Euthanasieaktion der Nazis propagandistisch begleiten sollte, so hätten wir vielleicht schon übermorgen eine Mehrheit für Euthanasie in Deutschland. Einfühlsam wird da eine blutjunge Frau gezeigt, die an multipler Sklerose erkrankt ist. Sie bittet ihren Mann, sie von diesem »unwürdigen« Leben zu erlösen. Dieser, ein Arzt, weigert sich. Über das Ganze wird noch eine rührselige Dreiecksgeschichte gestülpt, und am Ende ringt sich der Mann zu der nach der Dramaturgie des Films einzig »menschlichen« Entscheidung durch: Er bringt seiner Frau im Nebenzimmer das »erlösende« Medikament. Im dramatischen Finale klagt er sich selbst wegen seines Zögerns, aber vor allem die Gesellschaft an, dass solchen Menschen nicht um ihrer »Würde« willen schnell »liebevoll« geholfen wird. Dieser Film, mit viel Geigenmusik unterlegt, ist ein wahrhaft diabolisches Machwerk, das zur propagandistischen Begleitung des Mords an mehreren hunderttausend psychisch und geistig Behinderten geplant und eingesetzt wurde. Der Philosoph Robert Spaemann hat übrigens darauf hingewiesen, dass die Barbarei zumeist mit Sentimentalität beginnt, um die Vernunft und die Moral auszuschalten.

Als meine zu Beginn auch immer satirisch vorgetragenen Thesen zum ersten Mal erschienen, hatte ich die Sorge, wie das wohl auf einen schwer kranken Menschen wirken würde, für den Gesundheit wirklich wichtig ist. Ich war sehr beruhigt, als vier Wochen nach dem Erscheinen des Buches *Lebenslust* eine E-Mail von einer 32-jährigen Frau kam, die schrieb, dass sie eine schwere angeborene Herzkrankheit habe. Sie sei schon sechs Mal am Herzen operiert worden und habe wahrscheinlich nicht mehr lange zu leben. Sie sei verheiratet, habe zwei Kinder, und sie bedanke sich für die Klarstellung, dass Gesundheit nicht das höchste Gut sei. Das Motto »Hauptsache gesund« sei eine Frechheit. Sie sei ihr Lebtag nie gesund gewesen, aber sie habe sich ihres Lebens immer gefreut. Die Ärzte hätten ihr davon abgeraten, Kinder zu bekommen, doch nun habe sie zwei vitale liebe Kinder, die sich auch ihres Lebens freuten.

Die Galle von Zimmer 5 ist auf der Flucht

In Deutschland gibt es eine – im Übrigen sehr sympathische – Krankenkasse, die sich Gesundheitskasse nennt; ganz ähnlich heißen Krankenpfleger jetzt Gesundheits- und Krankenpfleger. Doch ist es nicht in gewissem Sinne »totalitär« zu nennen, wenn eine Institution, und sei es nur eine Krankenkasse, sich anmaßt, das ganze Leben zu erfassen und infolgedessen auch zu kontrollieren? So gibt es bei den Krankenkassen inzwischen ein so genanntes Bonus-Malus-System. Einen Bonus erhalten Sie, wenn Sie gesund leben, zum Beispiel Körner essen, durch die Wälder rennen, nicht rauchen, nicht trinken und auch sonst ein anständiger Mensch sind. Sie müssen dann nicht so hohe Krankenkassenbeiträge zahlen, wie wenn Sie saufen, rauchen oder sonst ein schlechter Mensch sind und auf Kosten der Solidargemeinschaft Ihre Gesundheit ruinieren.

Das klingt eigentlich auf den ersten Blick plausibel. Es gibt nur zwei kleine Probleme. Erstens: Wie will man kontrollieren, ob Bankdirektor Maier nicht doch abends heimlich hinter dem Rhododendron im Stadtpark raucht? Wie will man kontrollieren, ob der leitende Angestellte Müller nicht abends heimlich neben seiner Mülltonne eine Rotweinflasche immer leerer werden lässt? Vor 70 Jahren gab es hierzulande Blockwarts, die feststellten, ob die Umgebung auch die erwünschte braune Gesinnung hatte. Ich fürchte, wenn die Gesundheitsreligion Staatsreligion wird – womit ich täglich rechne –, werden wir Blockwarts von den Krankenkassen bekommen, die durch die Mietshäuser laufen und schauen, ob irgendwo Rauch unter der Tür hervorquillt. Man wird von seiner Krankenkasse verpflichtet, Rauchmelder auf dem Klo zu installieren (mit direkter Abbuchungsmöglichkeit), und hinter dem Rhododendron im Stadtpark wird eine Kamera angebracht, schon aus Gerechtigkeits- und Gleichbehandlungsgründen. Wir werden den totalen Gesundheitsüberwachungsstaat bekommen.

Auf ein zweites Problem machte mich ein Wissenschafter aufmerksam, der die wichtigsten Studien auf die Frage hin durchforstet hat, ob gesundes Leben und Prophylaxe zu weniger Kosten der Solidargemeinschaft führen. Ergebnis: Es gibt keine einzige valide Studie, die das belegt. Im Gegenteil, es gibt gewisse Hinweise, dass jemand, der mit 41 Jahren am Bronchialkarzinom stirbt, die Solidargemeinschaft weniger kostet, weil er die Alterskrankheiten nicht mehr bekommt, keine Pflegekosten verursacht und keine Rente beansprucht. Wenn man ungesund lebt, kostet das die Solidargemeinschaft also möglicherweise weniger. Wäre das ökonomische Argument tatsächlich ernst gemeint, dann müsste aber der Nachweis der finanziellen Solidarschädlichkeit gesunden Lebens dazu führen, dass derjenige, der beweisen kann, dass er säuft, raucht und auch sonst ein schlechter Mensch ist, weniger Krankenkassenbeiträge zahlen müsste, als wenn er Körner isst und durch die Wälder rennt. Das wäre absurd. Es geht also in Wirklichkeit um einen volkspädagogischen Ansatz. Man möchte die Menschen dazu bringen, gesund zu leben ... Koste es, was es wolle.

Dann wäre da noch ein höchst wichtiges Wort, das in keiner Krankenhausfestrede fehlen darf. Es ist das Wort »Ganzheitlichkeit«: »Dieses Krankenhaus ist ein ganzheitliches Krankenhaus. Hier ist Herr Müller nicht die Galle von Zimmer 5, nein, hier ist er Herr Müller von Zimmer 5, mit all seinen menschlichen, seelischen und sonstigen Sorgen und Nöten ...«. Beifall. Buffet. Das ist das Übliche. Das geht normalerweise gegen die Chirurgen, die bekanntlich mit Messern in bewusstlose Leute schneiden und nicht mit ihnen reden. Nun stehe ich als Psychiater nicht im Verdacht, Chirurgen übertrieben zu schätzen. Wie Sie vielleicht wissen, gilt der Psychiater als der natürliche Feind des Chirurgen und der Chirurg als der natürliche Feind des Psychiaters. Doch an dieser Stelle muss ich die Chirurgen verteidigen:

Wenn ich zu einer Gallenoperation ins Krankenhaus müsste, und am Abend vor der Operation käme ein »ganzheitlicher« Chirurg zu mir ans Bett und würde sagen: »Wissen Sie, ich habe es mir zum Prinzip gemacht, Menschen, die ich am nächsten Morgen operiere, am Abend vorher noch einmal zu besuchen. Mir ist sehr wichtig, dass auch Sie wissen, wie sehr ich mit Ihnen fühle. Eine Operation ist doch immer ein sehr einschneidendes Ereignis – in jeder Hinsicht. Man ist beunruhigt, man schläft schlecht. Und wenn ich dann am Morgen vor der Gallenblase stehe, dann ist das für mich nicht die Galle, nein, dann ist das für mich ein Mensch ...« Wenn dieser reizende Kollege also noch eine Minute weiter in diesem Stil mit mir redete, würde ich sofort meine Sachen packen und fluchtartig das Krankenhaus verlassen, weil ich Sorge hätte, dass er am nächsten Morgen so ergriffen vor meiner Gallenblase steht, dass er das Ding nicht trifft. Die Gallenblase ist nämlich sehr klein. In der Chirurgie bin ich also sehr gern »die Galle von Zimmer 5«. Dann weiß ich wenigstens: Die nehmen mir die Galle raus und nicht irgendetwas anderes. Was ja auch schon passiert sein soll.

Halbgötter in der Sackgasse

Und hier wird es wieder ganz ernst: Wir überfordern das Gesundheitswesen mit diesem schwülstigen Ganzheitspathos. Ein guter Chirurg, der brillant operiert, ist nicht selten jemand, der nicht sehr eloquent ist. Und jemand, der gesprächsweise sehr gut ist, ist möglicherweise technisch nicht so begabt. Die Menschen haben unterschiedliche Fähigkeiten. Natürlich mag es den Chirurgen geben, der morgens fünf Stunden lang gegen den Tod kämpft, bei einer Operation das Letzte gibt und sich nachmittags ans Bett eines Todkranken setzt und – in der Haltung der Hinnahme des Unvermeidlichen – Sterbebegleitung leistet und fähig ist, mit dem Patienten mitfühlend zu reden oder zu schweigen.

Aber seien wir realistisch. Es wird sehr selten vorkommen, dass ein einzelner Mensch diese beiden Eigenschaften in sich vereint. Und auch viele Krankenschwestern sind heute frustriert, weil sie »viel zu wenig Zeit für Gespräche mit den Patienten« haben. Es ist beliebt und sichert den Beifall aller Seiten, darüber zu klagen. Verdächtigerweise sagt das der Geschäftsführer auch und sogar die Ministerin beim Festakt. Gewiss, daran mag manchmal auch Wahres sein, doch sind das nicht eher die Projektionen und Sehnsüchte einer Gesundheitsgesellschaft, die von Ärzten, Pflegern und Schwestern »das Heil« verlangt? Und frustrieren wir mit solchen ritualisierten Klagen nicht gerade unsere besten Leute? Die Gespräche, die heute nicht mehr in der Familie, in der Nachbarschaft und im Freundeskreis geführt werden, kann auch die Krankenschwester nicht nachholen. Das Krankenhaus ist keine Heilsanstalt. Solche hehren Wünsche überfordern die Medizin.

Ich wünsche mir eine nüchterne, eine gute, eine fachlich qualitätvolle Medizin. Natürlich bin ich auch dafür, dass man mit dem Patienten sprechen soll. Selbstverständlich bin ich auch für eine humane Medizin. Doch die festredentaugliche religiöse Aufladung des Gesundheitsbegriffs halte ich für gefährlich. Die Gesellschaft leistet sich auf diese Weise in unserem Gesundheitswesen eine gigantische und wahnsinnig teure spanische Wand, hinter der die unvermeidlichen »Grenzsituationen menschlicher Existenz«, wie der Philosoph Karl Jaspers sie nennt, versteckt werden: Behinderung, Krankheit, Leiden, Schmerzen, Alter, Sterben, Tod.

Die Gesundheitsreligion treibt den Arzt in die Rolle eines Halbgottes, einer letzten Instanz für Leiden und Tod. Doch zum Sinn und zum Heil hat die Medizin letztlich nichts zu sagen. Zu Sterben und Tod hat ein altes Mütterchen aus der Eifel, das noch den Krieg erlebte und Angehörige und Freunde hat sterben sehen, viel mehr zu sagen, als ein junger Assistenzarzt, der gerade einmal ein EKG ableiten kann. Und so dringt leise in diesen ganzen Gesundheitstrubel der Satz des großen dänischen Philosophen Sören Kierkegaard: »Der Spaß, eines Menschen Leben für einige Jahre zu retten, ist nur Spaß. Der Ernst ist: selig sterben.«

Die totale Heilssehnsucht der Menschen produziert heute eine totale Pathologisierung und Frustration. Wir schaffen gewaltige Verdrängungsapparaturen, sprechen von einer medizinischen Über- und einer emotionalen Unterversorgung. Es gibt ein heilloses Bild ohne Horizont. Je mehr akute Krankheiten geheilt werden können, desto mehr chronische werden deutlich. Man kämpft gegen den »Krebs«. Doch »Krebs« ist gar keine Krankheit, es ist ein Laienbegriff, der sehr unterschiedliche Krankheiten zusammenfasst. Aber es geht ja auch nicht um eine Krankheit. Kampagnen gegen den Krebs sind keine medizinischen Kampagnen, es sind Kampagnen gegen den Tod. Und das ist ein religiöses Thema.

Doch das Tragische ist: Um den Tod zu vermeiden, nehmen wir uns das Leben. Wir nehmen uns ungeheuer viel unwiederholbare Lebenszeit in Fitnessstudios, Wellnesseinrichtungen, beim Arzt und bei der neuesten Diät. Und dann liegen wir alle eines Tages auf dem Sterbebett, und es passiert doch das, was wir mit all unseren Bemühungen immer vermeiden wollten. Unvermeidlich. Wird sich dann nicht manch einer von uns fragen: Hätte ich nicht ein bisschen mehr Zeit für Gespräche mit meiner Frau haben sollen, für Gespräche mit meinen Kindern? Hätte ich nicht ein bisschen mehr auch mal für andere tun sollen? Beim Fitnessstudio in meiner Nähe stand der Satz: Nimm dir Zeit für dich! Das ist ja eine gute Idee. Wenn das aber unser wichtigstes Prinzip wird, dann wird es eiskalt in unserer Gesellschaft.

Die Weltreligionen Judentum, Christentum und Islam hatten immer auch einen sozialen Aspekt. Die Gesundheitsreligion hingegen ist wie auch die Esoterik total egoistisch. Der Esoteriker glaubt nur an seine Sterne, an seine Zukunft, der Gesundheitsgläubige interessiert sich nur für seine Laborwerte und seine Prognose. Und das macht die Kämpfe im Gesundheitswesen oft auch so kalt und herzlos.

Unvermeidlich glücklich werden

Hier mag man den »christlichen« Sonntagsprediger erwarten, der losdonnert: Das alles liege nur daran, dass die Leute den Körper zu wichtig nehmen. Die Seele sei wichtig, Seelsorge, Seelenheil ... Der Körper sei nur das Gefängnis der

Seele ... Doch an dieser Stelle wird der gebildete Leser zu Recht Einspruch erheben. Denn was immer als Karikatur des Christentums zum Besten gegeben wird, hat in Wirklichkeit mit dem Christentum überhaupt nichts zu tun. Es ist nichts weiter als reiner Neuplatonismus. Und das war ja der große philosophische Gegner des Christentums.

Hier muss ich Ihnen in gewisser Weise einen geistigen Salto mortale zumuten. Als christlicher Theologe bin ich nämlich durchaus der Auffassung, dass Gesundheit wichtig ist. Der Apostel Paulus bezeichnet den Leib ja sogar als »Tempel des Heiligen Geistes«. Die Christen glauben an die Inkarnation, die Fleischwerdung Gottes. Christus heilt nicht nur die Seele, sondern sagt: »Deine Sünden sind dir vergeben« und »Steh auf, nimm dein Bett und geh«. Die Kirchenväter nennen Christus »den Arzt«. Mir geht es in meiner Kritik nicht um die Verachtung körperlicher oder seelischer Gesundheit. Gesundheit ist ein hohes Gut, aber eben nicht das höchste. Es geht hier also vor allem um das Übermaß, um die Übertreibung, um die missionarische Intensität. So habe ich durchaus nichts gegen Wellnesseinrichtungen und Fitnessstudios, man braucht schließlich etwas Ausgleich. Man kann auch ruhig etwas auf gesunde Ernährung achten. Aber mal so richtig ungesund essen, cholesterinreich, fettreich, leckerer Wein dabei – das muss doch auch noch erlaubt sein! Die Freiheit einer freiheitlichen Gesellschaft ist auch die Freiheit zum ungesunden Leben.

Das Christentum, der Islam und das Judentum könnten im Grunde emanzipatorisch wirken gegen die totalitären Zumutungen der Gesundheitsreligion. Wenn man eine wie immer geartete gesunde religiöse Fundierung hat und nicht in der Gesundheit das höchste Gut sieht, kann man gelassener und in gewisser Weise gesünder mit der Gesundheit umgehen.

Lösungen an den Grenzen der Existenz

Im Zusammenhang mit meinem Buch habe ich folgende Berechnung angestellt: Wenn all die Situationen, die die Gesundheitsreligion für defizitär hält, von der Lebenszeit abgerechnet werden – also die Zeiten von Behinderung, Krankheit, Schmerzen, Leiden, Alter und Sterben –, dann bleiben nur noch 9,82 Prozent der Lebenszeit als lebenslustfähige Zone. Lebenskunst kann also nur heißen, auch in diesen »Grenzsituationen menschlicher Existenz« eben nicht nur Defizite zu sehen, sondern auch Quellen des Glücks.

Vor 25 Jahren habe ich eine Gruppe von behinderten und nicht behinderten Jugendlichen ohne professionelle Betreuer in Bonn gegründet. In dieser Gruppe habe ich erlebt, dass Behinderung auch eine Fähigkeit sein kann. Ich meine das keineswegs betulich nach dem Motto: »dass der behinderte Mensch das alles kann …!« Ich glaube ganz ernsthaft, dass manch geistig Behinderter mehr echte, humane Herzlichkeit besitzt als wir Normopathen.

Burkhard zum Beispiel ist geistig schwer behindert und kann keinen grammatikalisch richtigen Satz bilden. Aber wenn man ihn in eine Gruppe von depressiven Ostwestfalen setzen würde, brächte er sie in 20 Minuten in beste Stimmung. Wie er das schafft, weiß ich nicht, das ist sein Geheimnis. Jedenfalls ist er stets blendender Laune. Als wir einmal mit 60 Mitgliedern dieser Gruppe in München waren, hatten wir die Idee, *Die Hochzeit des Figaro* mit Hermann Prey in der Bayerischen Staatsoper anzusehen. Nun gibt es in der Gruppe das Prinzip, dass man Leuten die Chance geben muss, etwas Gutes zu tun. Ich habe also den Intendanten der Bayerischen Staatsoper angerufen und gesagt: »Wir sind erstens behindert, haben zweitens kein Geld und würden drittens gern kostenlos in *Die Hochzeit des Figaro* mit Hermann Prey gehen.« Es folgte eine längere Pause. Und dann, wie so oft: Wir kamen rein!

Burkhard war mit dabei. Hermann Prey war leider erkrankt. Wir setzten uns, und Burkhard wandte sich an den Mann rechts von ihm, der nicht zur Gruppe gehörte, mit der Bemerkung: »Hermann Prey tot.« Der war geschockt. Dann ergab sich aber ein ganz ungezwungenes Gespräch zwischen den beiden über die allgemeine Weltlage und so weiter. Die Ouvertüre begann, das Licht ging aus, und nach fünf Minuten hörte ich aus Burkhards Richtung: »Wann Schluss hier?« Mir standen die Haare zu Berge, und das Publikum begann bereits zu zischen. Der Vorhang hob sich, zwei Sänger kamen auf die Bühne, und in diesem Moment rief Burkhard mit lauter Stimme in die Bayerische Staatsoper: »Polizei! Polizei! Alle verhaften!« Mir erstarrte das Blut in den Adern. Ich war fest entschlossen, nur noch französisch zu reden und mit der Gruppe nichts mehr zu tun zu haben. Doch plötzlich merkte ich, dass sich die Stimmung im Publikum völlig gedreht hatte. Die Leute waren nämlich von Burkhard begeistert und stachelten ihn immer wieder an, die Oper zu kommentieren. Anke, die neben ihm saß, hatte alle Mühe, ihn einigermaßen ruhig zu halten, damit die Oper noch über die Bühne gehen konnte. Am Ende der Vorstellung kam Burkhard auf mich zu und rief aus: »Manfred, ich liebe Oper!«

Behinderung kann also auch eine Fähigkeit sein. Demosthenes war der größte Redner der Antike. Und was war das Geheimnis seiner Redekunst? Demosthenes hatte eine schwere Sprachbehinderung und hatte mit Steinen im Mund gegen die Meeresbrandung angebrüllt. So wurde er der größte Redner der Antike. Homer war der größte Dichter der Antike. Herrlich dargestellt, wie er seherisch in die Ferne schaut. Und was war das Geheimnis der Seherkraft des Homer? Homer war blind. Die bedeutendsten Symphonien schrieb Ludwig van Beethoven, als er taub war. Stephen Hawking, der Physiker im Rollstuhl, hat über sich selbst gesagt, er hätte nicht eine Welt in seinem Kopf entstehen lassen können, wenn er nicht durch seine Behinderung der Welt so wenig mächtig wäre.

Ich glaube also: Eine Gesellschaft ohne Behinderte wäre nicht nur eine weniger menschliche, nicht nur eine weniger bunte, sondern auch eine weniger leistungsfähige Gesellschaft. Krankheit kann übrigens ebenfalls eine Chance sein. Mancher Manager, der vielleicht wegen einer Banalität im Krankenhaus liegt, fragt sich möglicherweise zum ersten Mal in seinem Leben, was all der übertriebene Stress eigentlich für einen Sinn hat, und geht einen neuen Weg.

Schmerzen und Leiden! Marcel Reich-Ranicki hat gesagt, jede gute Literatur habe mit Leiden zu tun. Papst Johannes Paul II. hat zu Beginn seines Pontifikats ein höchst eindrucksvolles Schreiben verfasst mit dem Titel *Salvifici doloris*

(Über den heilbringenden Sinn menschlichen Leidens).
Dass dieser Papst das, was er damals schrieb, am Ende seines
Lebens selbst lebte, gehört für mich zum Beeindruckendsten
an diesem Mann. Die berührendste Szene im Heiligen Jahr
2000 war für mich, als der alte, kranke Papst in der Holo-
caust-Gedenkstätte Yad Vashem in Israel stand. Wie er da
mit brechender Stimme das Entsetzliche dieses Völker-
mords zur Sprache brachte, ging zu Herzen. Wenn an seiner
Stelle ein jüngerer und dynamischerer Papst gestanden hätte, hätte das wohl kaum einen so tiefen Eindruck hinter-
lassen können.

Die Lust zu altern und die Kunst zu sterben

Und damit sind wir beim Thema Alter. Nehmen Sie einen
beliebigen Artikel in einer überregionalen Tageszeitung
über alte Menschen und ersetzen Sie den Begriff »alte Menschen« durch »Kaninchen«. Sie müssen in der Regel nichts
ändern: Wie viele Quadratzentimeter pro Kaninchen, wie
viele Quadratmeter pro altem Menschen? Wie wird die Pflege des Kaninchens, die Pflege des alten Menschen sichergestellt, wie das Essen, das Trinken, wie sorgt man dafür, dass
das Kaninchen, dass der späte Alzheimer-Patient nicht weg-
läuft? Das sind höchst fürsorgliche und überhaupt nicht
zynische Artikel, aber der alte Mensch ist darin nur noch
Objekt der Sorge und nicht Subjekt, nicht Schatz für die Gesellschaft.

Während des Philosophiestudiums wurden wir in einem
Seminar gefragt, was eine glückliche Gesellschaft sei: eine

Gesellschaft, die die Jugend ehre, oder eine Gesellschaft, die das Alter ehre? Es gebe darauf nur eine richtige Antwort. Es gelang dem Professor eindrucksvoll klarzumachen, dass nur eine Gesellschaft, die das Alter ehre, eine glückliche Gesellschaft sei. Ehre man nämlich die Jugend, dann sei schon für den jungen Menschen der Blick in die Zukunft ein Blick ins Düstere des unaufhaltsamen Abstiegs und der Blick in die Vergangenheit die Vergegenwärtigung eines unwiederbringlichen Verlusts. Wenn aber das Alter geehrt werde, dann schaue schon der junge Mensch voller Hoffnung in die Zukunft, in der er vielleicht geehrt im Senat sitzen und eines Tages »alt und lebenssatt« sterben werde.

Der alte Mensch hat Erfahrung mit dem eigentlich menschlich Wichtigen des Lebens, mit Vertrauen, Verzweiflung, Hoffnung, Barmherzigkeit, Liebe, Treue, Milde; der alte Mensch ist ein Schatz. Früher sprach man noch davon, jemand habe ein »gesegnetes Alter« erreicht – das hört man heute gar nicht mehr. Mancher Jungmanager ist zeitlich und örtlich bestens orientiert, kennt sogar die Börsenkurse vom Tage auswendig, hat aber vielleicht vergessen, dass er zu Hause eine Frau und Kinder hat, die ihn lieben. Der späte Alzheimer-Patient hat alles vergessen, er weiß nicht mehr, wo er ist und welches Jahr wir schreiben; aber das Letzte, was er noch weiß, ist, dass er eine Frau und Kinder hat, die ihn lieben.

Ich habe einmal über »Sterben und Tod als Würze des Lebens oder Was ein pompejanisches Bordell mit dem heiligen Hieronymus verbindet« geschrieben. Das ist natürlich erklärungsbedürftig. Im örtlichen Bordell von Pompeji malte man Totenschädel an die Wände: »Mensch, denk daran, dass du stirbst, und lebe jeden Tag lustvoll – carpe diem, pflücke den Tag!« Der Totenschädel beim heiligen Hieronymus in der Wüste bedeutet in gewisser Weise etwas Ähnliches: »Christ, denk daran, dass du stirbst, und lebe jeden Tag ganz bewusst« – natürlich nicht im Bordell, das ist der Unterschied. Die Sehnsucht der Gesundheitsgläubigen nach unendlichem Leben, danach, niemals sterben zu müssen – es wäre für Platon die Hölle gewesen. Alles könnte man irgendwann wieder ändern, es wäre alles gleichgültig. Doch nur dadurch, dass wir sterben, wird jeder Moment unwiederholbar wichtig. Wir leben heute mit einer Videomentalität, als könne man alles aufzeichnen und wiederholen. Das ist die Voraussetzung für einen fröhlichen Atheismus. In Wahrheit können wir nichts wiederholen. Der Moment, den Sie jetzt, während Sie diese Zeilen lesen, erleben, ist niemals wiederholbar. Sie können dieses Buch zwar irgendwann noch einmal lesen, aber dann haben Sie inzwischen ganz andere Lebenserfahrungen gemacht, oder Sie können das Vorhaben nicht mehr durchführen – weil Sie tot sind … Nichts also ist wiederholbar!

Die wohl lebenslustigste Zeit der europäischen Kunstgeschichte war die Barockzeit. Damals wurde mit dem Tod gescherzt: Man denke nur an die Totentänze auf den Grabmälern! Der Tod war kein Tabu und nicht Aufforderung zum Trübsinn, sondern ganz im Gegenteil eine Aufforderung zu intensivem, ja auch zu lustvollem Leben. Dazu passt auch, was man oft von Krebspatienten hört: »Herr Doktor, der Tag, an dem ich die Krebsdiagnose bekam, war ein schrecklicher Tag. Aber seitdem lebe ich jeden Tag viel bunter, bewusster und lebendiger. Ich ärgere mich nur, dass ich das nicht schon vorher getan habe.« Wer den Tod verdrängt, verpasst das Leben.

Der Sturz der Götter und die Weisheit

Das Ergebnis dieser Überlegungen für das Projekt Lebenslust ist somit durchaus erfreulich: Die Einschränkung von möglicher Lebenslust auf nur 9,82 Prozent der Lebenszeit ist nachhaltig gesprengt. Es zeigt sich, dass an den Grenzen unserer Existenz nicht dunkle Lustlosigkeit herrscht, ganz im Gegenteil. Und so bedeutet Lebenskunst letztlich, Zeiten von Behinderung, Krankheit, Schmerzen, Leiden, Alter und Sterben in einem anderen Licht zu sehen, als es üblich ist – ja, sie überhaupt erst ins Licht zu stellen.

Dabei ist gerade jene Unvermeidlichkeit, mit der sie sich für jeden Menschen ereignen, die große Chance. Denn auch das Heil, das Glück, ereignet sich, man kann es nicht aus eigener Kraft herstellen. Und wenn wirklich in unvermeidlichen Ereignissen das Glück gefunden werden kann, dann hat ausnahmslos jeder Mensch die Chance zum Glück. Viele sehen ihr Schicksal bloß als bedauerliche Ansammlung aller möglichen Widrigkeiten, die man bisher leider noch nicht so ganz im Griff hat und denen man wenigstens mit Hilfe der Astrologie und anderer aussichtsloser Neugierigkeiten ein Schnippchen schlagen will. Doch entlarven sich derartige Bemühungen nicht nur als kostspielige Zeitverschwendung, sondern sogar als direkter Weg in ein unglückliches Leben. Dagegen ist die Akzeptanz einer letzten Unvermeidlichkeit der genannten Grenzsituationen Voraussetzung dafür, sie als ernst zu nehmende und chancenreiche Herausforderung für ein gelingendes Leben zu sehen.

Das ist das Geheimnis wahrer Lebenskunst. Und dabei geht es gerade nicht um irgendein »positives Denken«, das mit rosa Brille heiter und naiv durchs eigene Leben tänzelt. Eine solche Haltung nimmt die Unebenheiten eines jeden Lebens nicht ernst und schafft nur eine gut gelaunte Künstlichkeit, die das echte Leben verpasst. Es geht also vielmehr um den Versuch, die Wirklichkeit wahrzunehmen, und nicht nur Gedanken oder Klischees über die Wirklichkeit. Daher muss man akzeptieren, dass vieles im Leben wirklich tragisch ist, also von auswegloser Belastung gezeichnet. Aber auch, wie man mit dem umgeht, was an zunächst zweifellos Unerfreulichem eintritt, macht die Fähigkeit zu einem glücklichen Leben aus.

Schmerzlich an Grenzen zu stoßen und dabei nicht zu scheitern, sondern das Leben gerade da kraftvoll und mit Lustgewinn zu bewältigen: Diese Lebenshaltung findet ihren Ausdruck auch in der Kunst. Moderne Kunst lebt nicht von in sich beruhigten Harmonien. Vielmehr speist sich ihre Vitalität von provozierenden und bisweilen schrillen Dissonanzen. Doch eben dadurch vermag sie zu vermitteln, dass an den Grenzen unserer Existenz – das heißt auch an den Gebrochenheiten, also in der Abwesenheit von Heil – die Sehnsucht nach Heil und die Ahnung des Heils umso intensiver zu spüren sind. Joseph Beuys hat seine eigenen erlittenen Grenzsituationen im Krieg, wo ihm wärmender Filz und nährende Butter das Leben retteten, zu künstlerischer Gestalt verdichtet – keiner schönen, ruhigen Gestalt, aber zu etwas Ergreifendem, das von echtem Leben, von echter Rettung zeugt und auf seine Weise sogar von einem Weg unruhiger Lebensfahrt hin zu so etwas wie ewigem Leben. Und in manchen Filmen von Luis Buñuel erlebt man die Abwesenheit der Erlösung so schmerzlich, dass gerade diese Intensität besonders gut vermittelt, was Erlösung eigentlich sein kann.

Wenn das Heil in dieser Welt gehobener Ansprüche also nicht produzierbar ist – auch nicht auf Krankenschein mit den Mitteln moderner Medizin –, so ist es doch erfahrbar: nämlich als Sehnsucht nach dem Heil, als Ahnung des Heils in den Fragmenten eines Lebens und an den Grenzen der Existenz. In diesem Sinne gibt es auch keine endgültige und ganzheitliche Heilung. Heilung bleibt immer Fragment und als solches offen für das sich ereignende Ganze, für das Heil, und erfährt so sogar seinen tiefsten Sinn. Das Ganze ist nie nur individuell. Der Mensch ist ein soziales Wesen, und daher bleibt die gängige Vorstellung einer nur individuellen Gesundheit inmitten der Heillosigkeit der Welt immer abstrakt.

Indem der Mensch sich darüber klar wird und auf diese Weise bewusster als Mensch lebt, wird er sozusagen mehr Mensch und weniger Maschine, die berechenbar und reparierbar ist. Ihm wird deutlich, was er wirklich ist, nämlich ein unermessliches, undefinierbares, unverfügbares Wesen. Dem muss der Arzt gerecht werden, der mehr sein will als ein kenntnisreicher Mediziner. Er kann das weder als der göttergleiche Philosoph der griechischen Antike noch als der göttliche Macher der Moderne. Vielmehr wird er bescheiden sein müssen und die Fähigkeit benötigen, zwischen der gelassenen Hinnahme des Unvermeidlichen und dem entschiedenen, heilenden Anstreben des Möglichen hellsichtig zu unterscheiden. Dazu bedarf es mehr als eines Studiums: Dazu bedarf es der Weisheit, die die Erfahrung eines Lebens schenkt. Ohne eine solche Weisheit wird die Medizin barbarisch werden.

Lebenslust und Psychofrust

»Über Weisheit« war der einführende Vortrag auf dem wohl
größten deutschen Psychotherapeutenkongress in Lindau
im Jahre 2001 betitelt. Doch es sprach kein Psychotherapeut.
Ein bedeutender Naturwissenschaftler, wohl über 80 Jahre
alt, schleppte sich mit Gehhilfen aufs Podium. Man erwartete das festredenübliche »Über den Tag hinaus«. Doch dann
entwickelte sich ein Vortrag, der selbst weise war und die
Zuhörer immer mehr in seinen Bann zog. Der alte Mann,
der sein Leben dem Wissen und der Technik gewidmet hatte,
verkündete nicht die Sicherheiten des Wissens und der Technik, sondern er vermittelte überzeugend und ganz unprä-
tentiös die Bescheidenheit, die allen menschlichen Tätigkeiten angemessen sei. Es war mutig, einen solchen Referenten
zu einer Psychotherapietagung einzuladen, herrscht doch
gesellschaftlich immer noch die Vorstellung von der Her-
stellbarkeit der ewigen Glückseligkeit durch Psychotherapie.
Auch die Zunft der Psychotherapeuten ist mitunter solchen
Avancen gar nicht abgeneigt. Und prompt verstand man den
Festredner falsch: Man wolle nun auch die Weisheit technisch präzise in die Psychotherapie einbauen …

Damit wären wir bei der Vertiefung und Steigerung des
Gesundheitskults auf dem Gebiet der Psychotherapie. Denn
bisher standen die körperlichen Aspekte der Gesundheit
und die körperlichen Grenzen menschlicher Existenz im

Vordergrund. Jetzt aber geht es um die Seele. Und die Risiken und Nebenwirkungen der falschen Vorstellungen von seelischer Gesundheit sind mindestens ebenso verheerend wie die schon erwähnten Irrwege im Bereich der körperlichen Gesundheit. Psychotherapie hat mit der Seele zu tun, griechisch *psyche*, und damit scheint sie mit Seelsorgern, Seelenführern und Seelenheil der Religion ohnehin näher zu stehen als der Chirurg, der das Messer wetzt, um sich höchst kompetent in die Gedärme des Menschen zu vertiefen.

Kein Wunder also, dass im Moment der Schwäche der Altreligionen die Psychotherapeuten noch viel rasanter als die Ärzte zu den geheimnisvollen Gurus der Gesundheitsgesellschaft aufsteigen. Zwar gibt es sie noch, die Psychoskeptiker. Doch das mystische Funkeln der Psychowelt schlägt die Menschen in ihren Bann. Und die Anbetungsfreude des Publikums ist auf psychotherapeutischem Gebiet erheblich glutvoller als im Bereich der Medizin. Um welche Psychotherapierichtung es sich handelt, ist inzwischen völlig egal: Hauptsache »Psycho«! Derzeit zählt man mehr als 700 Psychotherapiemethoden; böse Zungen behaupten gar, dass es so viele Psychotherapiemethoden gebe wie Psychotherapeuten. Der Psychoglaube ist das innerste Heiligtum des Gesundheitskults. Gravitätisch wie in Mozarts *Zauberflöte* schreiten die Eingeweihten Geheimnisse murmelnd einher. Und jede Königin der Nacht, die die Harmonie stören würde, hat Hausverbot. Dagegen ist das Krankenhaus, die Kathedrale des vergangenen 20. Jahrhunderts, eine geradezu banale weltliche Veranstaltung. Denn in der Tat, die Körpermedizin hat eindeutig ihre Grenzen. Was hat der Mensch

schon davon, wenn die Laborwerte stimmen, die Haut ge-
bräunt und das Lifting noch unsichtbar ist, man aber dennoch trübsinnig und kreuzunglücklich in der Ecke sitzt?
Lebenslust jedenfalls nicht.

Fast jeder meint heute zu wissen, was gegen das Unglück
am sichersten hilft und die Lebenslust wieder beflügelt: Psychotherapie. Viele haben zwar keine Ahnung, was das wirklich ist, begehren es aber dennoch ungestüm. Da kann es
passieren, dass jemand, der bereits psychotherapiert wird,
dringend Psychotherapie fordert. Psychotherapie gilt als
Allheilmittel. Man hat sich den schlechten Scherz erlaubt,
Akademiker in Deutschland zu fragen, was als primäre und
ausschließliche Behandlung bei einer schizophrenen Psy-
chose das Beste sei. Mehr als 70 Prozent der Befragten nann-
ten »Psychotherapie«. Dabei wäre das bei sicher diagnosti-
zierter Schizophrenie schlicht ein verhängnisvoller Kunst-
fehler, der den Kranken im schlimmsten Falle in den Suizid
treiben kann.

Aber das schadet dem Mythos Psychotherapie nicht im
Geringsten. Während Ärzte eher die Halbgötter fürs Grobe
sind, für die Herstellung des ewigen Lebens quantitativ, gelten Psychotherapeuten als die geradezu göttlichen Virtuosen
der Gesundheitsreligion. Sie geben dem Leben, das durch
Medizin, Fitness und Wellness zur unendlichen Geschichte
wird, Tiefe und Höhe, Weite und Größe. Psychotherapeuten
backen nicht schlichtes Brot, ohnehin keine kleinen Bröt-
chen, sondern sie verfertigen jene raffinierten Leckereien,
die dem hoffentlich ewigen Leben die Süße und die Schönheit verleihen, nach denen alle sich sehnen. Und so stecken

viele Menschen ihr sauer verdientes Geld und viel kostbare Zeit in jene Glück verheißenden Wege nach nirgendwo, die schon allein deshalb über die höchsten Weihen verfügen, weil sie »Psycho« sind.

Mit seriöser Psychotherapie hat das alles natürlich nichts zu tun. Aber auch hier schert sich die grenzenlose Hoffnung vieler Menschen nicht um die nüchternen Realitäten einer Wissenschaft, die sich inzwischen außerordentlich differenziert hat und sich ihrer Grenzen sehr wohl bewusst ist. Eine solche Grenze liegt genau vor dem Glück. Man kann getrost davon ausgehen, dass eine Psychotherapie, die Glück verheißt, den Namen nicht verdient, mit dem sie Geschäfte macht. Doch die religiöse Sehnsucht der Menschen nach ewiger Glückseligkeit ist gebieterisch, und was sie ultimativ fordert, ist Erfüllung. Durch Religion – Gesundheitsreligion. Während im Medizingetriebe die nonverbalen Riten und Verhaltensweisen der Altreligionen Verwendung finden, sucht die Psychosehnsucht ausdrückliche verbale Glaubenslehren für den Weg zum Heil. Von der Psychologie erwartet die Gesundheitsgesellschaft ihre systematische Theologie, ihre Dogmatik und natürlich ihre Spiritualität.

Ungebremst in die Sackgasse

Bischofsringe und Exkommunikationen

Man kann allerdings nun wirklich nicht behaupten, die seit etwa hundert Jahren betriebene Psychologie habe solche absurden Erwartungen mit Entschiedenheit oder Empörung zurückgewiesen. Schon Sigmund Freud hatte eine gewisse Vorliebe für kirchlich inspirierte Rituale. Er verteilte Ringe an seinen engsten Schülerkreis, so wie in der katholischen Kirche Bischofsringe vergeben werden, er exkommunizierte Vertreter gegenläufiger Meinungen wie seinen Meisterschüler C. G. Jung, er verfasste autoritative Hirtenschreiben und berief Konzilien seiner Anhänger ein, deren Ergebnisse nur bei seiner Zustimmung Gültigkeit erlangten. Und er behauptete, nicht nur bestimmten psychischen Störungen durch seine Methode Linderung oder Heilung zu verschaffen, sondern er hielt die Psychoanalyse für beliebig universalisierbar.

In einer ganz vormodernen Weise beanspruchte er, mit seiner Glaubenslehre die Welt erklären und beeinflussen zu können, Politik und Kunst, Wissenschaft und Technik, Religion und Heilkunst. Nur wer als in die Psychoanalyse eingeweiht galt, durfte mitreden – und dafür war nach altem Ordensbrauch nicht nur ein theoretisches Studium erforderlich, es bedurfte vielmehr einer Noviziatszeit in praktischer Lehranalyse. Oder, wie der heilige Benedikt der modernen Psychotherapie wörtlich formulierte: »… dass niemand das Recht hat, in die Psychoanalyse dreinzureden, wenn er sich nicht bestimmte Erfahrungen erworben hat, die man nur durch eine Analyse an seiner eigenen Person erwerben kann.« Die Lehranalyse dauerte ungefähr so lange wie das Noviziat, die Einführungszeit, im Benediktinerorden. In gewisser Weise erinnert die psychoanalytische Kur übrigens an die katholische Beichte. Rückhaltlose Offenheit war gefordert. Während freilich der Beichtende im Beichtstuhl zwar schuldgebeugt, aber immerhin noch aufrecht kniet, legte Freud seine Gläubigen gleich flach. Der psychoanalytische Beichtstuhl ist die Couch. Und man könnte die Parallelen noch weiter führen.

Die Psychoanalyse Sigmund Freuds ist jedenfalls als Religionsersatz denkbar geeignet. Dennoch soll hier nicht bestritten werden, dass die psychoanalytische Sichtweise als Behandlungsform gewisse Erfolge erzielen kann; auch gibt es viele seriöse Psychoanalytiker, die sich gerade durch eine gründliche Selbstanalyse die narzisstischen Gefährdungen ihres Berufes bewusst machen und jedes Angebot der Guruverehrung seitens ihrer Patienten klar zurückweisen.

Manche anderen, später entstandenen Psychotherapierichtungen haben dagegen auf dem Weg zur Ersatzreligion erheblich weniger Bremsen eingebaut. Gerade in ihren Anfängen treten sie gern als Wahrheitslehren auf, die mit ihrem Alleinseligmachungsanspruch alles bisher Dagewesene in den Schatten stellen. Glaubenskämpfe, Abspaltungen, Sektenbildungen und Ketzerverfolgungen sind die Konsequenzen, und all das kennt die Geschichte der modernen Psychotherapie auch zuhauf. Bei solch erbitterten Kämpfen zwischen verschiedenen Formen der Rechthaberei war jedoch vor allem eines ausgeschlossen: Lebenslust.

Inzwischen hat sich der Himmel über den Streitparteien geklärt. Kluge Vertreter aller Seiten sind sich darüber im Klaren, dass die unterschiedlichen Richtungen der Psychotherapie verschiedene mehr oder weniger nützliche Sichtweisen auf psychische Probleme bieten. Vor allem die Wissenschaftstheorie und die neuere Therapieeffizienzforschung haben eine Atmosphäre der Nüchternheit und der respektvollen Kooperation zwischen den Schulen geschaffen. Diese Ernüchterung hat das erfreuliche Ergebnis, dass man Psychotherapie in Fachkreisen wieder mehr als eine Technik betrachtet, die manchmal hilft und selten schadet. Das ist für eine Behandlungsform, die nicht beansprucht, das Glück des Lebens zu produzieren, gar kein schlechtes Ergebnis. Denn auch hier gilt der alte pharmakologische Grundsatz: Eine Therapie, die keine Nebenwirkungen haben kann, hat mutmaßlich auch keine Wirkungen.

Doch die Öffentlichkeit verweigert sich dieser Entzauberung der Psychowelt und nimmt den Sturz der Götter nicht wahr. So leicht lässt man sie sich nicht nehmen, die Ikonen des Glücks. Im psychogläubigen Volk herrscht nach wie vor glutvoller Psychokult bis hin zu sektiererischem Fanatismus. Das führt dazu, dass der Psychomarkt immer noch boomt. Und wenn die Kundschaft das will, zögert man nicht, psychologische Handwerkstechniken als esoterische Wahrheitslehren zu verkaufen – und das durchaus im wörtlichen Sinne. Denn wo die Nachfrage ungebrochen ist, stellt sich in einer Marktgesellschaft das Angebot darauf ein. Im Schatten der pseudoreligiösen Psychobetriebsamkeit reibt sich der alte Karl Marx schadenfroh die Hände, der seine ansonsten längst überholte Basis-Überbau-Theorie hier bestätigt findet. Hinter manchem künstlichem Schlachtenlärm zwischen den verschiedenen Therapierichtungen, die vordergründig ergebnislos um die Wahrheit streiten, stehen nämlich oft erhebliche materielle Interessen.

Ein großer Auftritt

Doch die Häme von Karl Marx, geboren im 19. Jahrhundert in Trier, gegenüber einer Psychologie, deren Ursprünge bei Sigmund Freud, geboren im 19. Jahrhundert in Freiberg, zu suchen sind, wäre ungerecht. Denn im Grunde sind die beiden Geschwister. Dieses 19. Jahrhundert war fasziniert vom Geist des Determinismus: Alles hat Ursachen, so dachte man, und wenn man alle Ursachen kenne und alle mit eherner Notwendigkeit geltenden Naturgesetze dazu, dann könnte man alles genau voraussehen. Hätte das wirklich gestimmt, dann wäre es das Ende der *Tagesschau* vor ihrer Erfindung gewesen, denn es hätte nichts unabsehbar Neues mehr gegeben. Dazu hätte man natürlich alle Naturgesetze lückenlos kennen müssen. Und richtig: Am Ende des Jahrhunderts wähnte sich Ernst Haeckel in seinem berühmten Buch *Die Welträtsel* mit ungestümem Optimismus kurz vor dem Ziel, vor der Auflösung aller Rätsel.

Der Determinismus war sozusagen das Genomprojekt des 19. Jahrhunderts. Und sogar mehr als das: Er war seine Ersatzreligion. An seinem Beginn stand ein großer Auftritt: Der französische Mathematiker Pierre Simon Laplace erklärte Kaiser Napoleon das neueste naturwissenschaftliche Weltbild. Als er geendet hatte und voll stolzer Selbstgewissheit auf den Kaiser blickte, kam die Frage des Herrschers über fast ganz Europa: »Et Dieu?« Und Gott? Da baute sich der Mathematiker vor dem Kaiser der Franzosen auf und erklärte mit großer Geste: »Gott? Ich brauche diese Hypothese nicht mehr!« Allerdings war es zu diesem Zeitpunkt immer noch eine Hypothese, diese Hypothese nicht zu brauchen – ganz abgesehen davon, dass die These, der liebe Gott müsse als Lückenbüßer für all das herhalten, was wir uns noch nicht erklären können, zu den schlichtesten Irrtümern über den Gottesglauben gehört. Jedenfalls schickte man den lieben Gott in Rente und bastelte sich stattdessen imposante »wissenschaftliche Weltanschauungen«. So tönte der Marschtritt des wissenschaftlichen Fortschritts mit dem schwülstigen Pathos der Ersatzreligion durch das 19. Jahrhundert.

Dieses fing auch in anderer Hinsicht mit Volldampf an, nämlich mit den ersten Dampfmaschinen, die die Wirtschaft revolutionierten: mit der Eisenbahn, die den wissenschaftlichen Fortschritt mit dem Mittel des technischen Fortschritts für alle Menschen sichtbar machte, und mit dem industriellen Fortschritt, der sich den technischen Fortschritt des Homo faber zunutze machte, jedoch dann zu unabsehbaren sozialen Spannungen führte. Darauf antworteten Karl Marx und andere, indem sie soziologische und ökonomische Gesetzmäßigkeiten konstruierten, die allerdings vollständig im deterministischen Denken des Jahrhunderts gefangen blieben. Dem Gesetzmäßigkeitsdenken der Physik fügten sie ein Gesetzmäßigkeitsdenken der Klassenkämpfe bis hin zur Weltrevolution hinzu. »Freiheit ist Einsicht in die Notwendigkeit«: Schöner hätte es Laplace wahrscheinlich auch nicht formulieren können. Und auch nicht Sigmund Freud. Denn die Crux bei allen Gesetzmäßigkeiten war – die Freiheit des Menschen.

Das Ende einer Illusion

Daher war der Versuch der Freud'schen Psychoanalyse geradezu der notwendige Schlussstein für das grandiose deterministische Projekt des 19. Jahrhunderts. Freud sah sich bekanntlich nicht zuletzt als Neurologe. Seine Hoffnung war, dass einmal die körperlichen Ursachen gefunden würden, die den psychischen Phänomenen, mit denen er sich befasste, zugrunde lagen. Lange nach seinem Tod hat ihm dafür Jürgen Habermas ein »szientistisches Selbstmissverständnis« vorgeworfen und die Psychoanalyse mit Recht als hermeneutische Disziplin zu sehen empfohlen, die zwar verstehen kann, aber nicht mit Gesetzen erklären. Doch Habermas war kein Mensch des 19. Jahrhunderts. Wie am Anfang des Säkulums Johann Wolfgang von Goethe mit seiner Farbenlehre verfolgte an seinem Ende Sigmund Freud die fixe Idee, seine geistigen Schöpfungen seien seinen naturwissenschaftlichen Ambitionen unterlegen. In Wirklichkeit war das Gegenteil der Fall.

Der Ersatzreligion des 19. Jahrhunderts, dem Determinismus, war nur ein kurzes Leben beschieden. Dem Zusammenbruch des naturwissenschaftlichen Weltbilds des 19. Jahrhunderts durch die Quantentheorie Max Plancks zu Anfang des 20. Jahrhunderts, die schlagartig für alle Zukunft jeden Determinismus ausschloss und keine Notwendigkeiten, sondern nur noch statistische Wahrscheinlichkeiten übrig ließ, folgte der Zusammenbruch des real existierenden Sozialismus am Ende des Jahrhunderts. Und Gott, den man so pathetisch verabschiedet und durch den Determinismus ersetzt hatte, wurde erneut zum Thema. Max Planck und viele andere moderne Physiker waren wieder religiöse Menschen, ja, die Altreligionen erwiesen sich sogar als entscheidende Kraft bei der Entmachtung der ideologischen Regimes Osteuropas. Doch in einem Bereich hielt sich der Determinismus, das große gescheiterte Projekt des 19. Jahrhunderts, bis heute: Im Schutze der Gesundheitsreligion schwirrt er absurderweise jetzt (nur) noch durch die Köpfe von Psychologiegläubigen. Diejenigen, die heute am häufigsten nach »Ursachen« gefragt werden, sind wohl die Psychologen.

Nur kann die Psychologie diese Frage nicht beantworten – jedenfalls nicht so, wie es die Öffentlichkeit gern hätte. Psychologische Einsichten sind keine Wahrheiten, sondern mehr oder weniger nützliche, unterschiedliche Sichtweisen auf eine Realität, der man das letzte Geheimnis nicht entreißen kann. Selbstverständlich deutet jede psychologische Schule psychische Phänomene so, als ob es die Freiheit des Menschen nicht gäbe. Andernfalls könnten überhaupt keine Regelhaftigkeiten festgestellt werden, und es bliebe nur der individuelle Fall, für den man von keinem anderen Fall irgendetwas lernen könnte. Aber auch wenn man versucht, die psychische Situation eines Menschen aus dem Vergleich mit ähnlichen Fällen und mit den daraus abgeleiteten Regelhaftigkeiten zu verstehen: Man muss sich stets bewusst bleiben, dass die individuelle Freiheit jedes einzelnen Menschen alle Regeln sprengen kann.

Daher ist die Psychoanalyse wie alle Psychotherapieschulen in gewisser Weise nichts anderes als eine Illusion, die freilich hilfreich sein kann. Ob sie allerdings eine Zukunft hat, um den Titel einer bekannten religionskritischen Schrift Freuds aufzugreifen, ist in Frage zu stellen. Denn ihre traditionelle Konzentration auf Ursachen, vor allem in der frühen Kindheit (nach dem Motto: »Sie haben ein Problem? Da hätt' ich noch eins für Sie!«), hat sich therapeutisch als wenig effizient erwiesen. Und da Psychotherapien nicht nach ihrer »Wahrheit« zu beurteilen sind, sondern nach ihrer Effizienz, ist das schlechte Abschneiden der Psychoanalyse in der Therapieeffizienzforschung eine veritable Krise der Psychoanalyse, wenigstens in ihrer traditionellen Form. Schulübergreifend ist man sich inzwischen darüber im Klaren, dass für eine effiziente Therapie nicht die Herausarbeitung der Ursachen, sondern die Lösung der beklagten Probleme im Vordergrund zu stehen hat und dass dafür nicht die allfälligen Defizite eines Menschen von vorrangigem Interesse sind, sondern vor allem seine Ressourcen.

Lukrative Utopien

Sie lächeln so, was verdrängen Sie?

Ausgerechnet für das, was der Psychoanalyse wissenschaftstheoretische Schwierigkeiten bereitet und ihre Entwicklung zu mehr Effizienz als Therapiemethode behindert (nämlich dass sie als Wahrheitslehre und totale Weltdeutung missverstanden wird) – ausgerechnet dafür gibt es einen unbegrenzten Markt. Denn genau danach sehnen sich die Menschen zur Auffüllung ihres religiösen Vakuums mit ungestümer Glaubensbereitschaft. Seriöse Psychoanalytiker haben sich solchen Zudringlichkeiten nachdrücklich verweigert. Andere freilich haben der seitens einer aufgeheizten psychogläubigen Öffentlichkeit angetragenen Guruverehrung nicht standgehalten und verkünden gut verkäufliche »wahre« Psychotheorien über Gott und die Welt.

Besonders beliebt ist solch unwissenschaftlicher Missbrauch bei gewissen, nicht gerade öffentlichkeitsscheuen Vertretern der Altreligionen, die angesichts der Flaute beim Kirchenbesuch im Psychobereich religiöse Morgenluft wittern. Sie schwingen sich auf zu psychotheologischer Allkompetenz. Dass die prompt einsetzende Verehrung dann nicht Gott, sondern ihnen persönlich entgegengebracht wird, nehmen sie leidend in Kauf. Besonders windschnittig hat sich Eugen Drewermann diesem Trend hingegeben. Inzwischen scheint er sogar selbst zu glauben, ein auserwählter und absolut einzigartiger Prophet mit unfehlbarer Einsicht in alle Wahrheiten zu sein. Kaum jemand bringt es fertig, so hasserfüllt »Andersgläubige« und vor allem seine Kritiker dafür in Grund und Boden zu prügeln, dass sie die Botschaft der Liebe, wie er sie letztgültig verkündet, nicht genug beachten. Hier werden Psychotherapie und Religion gleich gemeinsam missbraucht.

Doch große Psychotheorien sind gefragt, die alles und jedes erklären und genau darum wissen, wie es eigentlich, ursprünglich und wahrhaftig sein sollte – wenn es nicht leider so wäre, wie es bedauerlicherweise ist. Wissenschaftlich kommen diese Elaborate daher, aber wissenschaftlich sind sie nicht. Denn solche Lehren sind nach Karl Popper nicht an der Wirklichkeit falsifizierbar. Damit sind sie übrigens auch als therapeutische Technik nicht mehr entwicklungsfähig, denn Misserfolge werden niemals der Wahrheitslehre selbst zugerechnet, getreu dem Motto: »Die Partei hat immer Recht.« Vielmehr sind bei einem solchen Denken an therapeutischen Misserfolgen natürlich die Patienten selbst schuld, die als »nicht ausreichend therapiemotiviert« oder »nicht hinreichend introspektionsfähig« eingestuft werden, um nur einige gängige Formulierungen aus dem Arsenal psychotherapeutischer Kundenbeschimpfung zu nennen.

Die Kundschaft freilich ist keineswegs nur das arme passive Opfer. Sie ist es, die im Psychobereich nicht nur Heilung von Krankheiten erwartet, sondern geradezu das Heil schlechthin. »Ist mein Mann heilbar?« Diese Frage kann bei einer Grippe eindeutig mit Ja beantwortet werden, auch wenn das natürlich nicht heißt, dass der Patient nicht irgendwann einmal wieder an einer Grippe erkranken könnte. Im Psychobereich bedeutet die Frage nach Heilbarkeit aber so gut wie immer, ob denn sichergestellt werden kann, dass zum Beispiel die schwere phasenhafte Depression im Leben nie mehr auftreten wird. Das kann natürlich niemand garantieren. Dennoch geht die Phase so sicher vorbei wie eine Grippe, und der Patient ist in aller Regel danach zunächst einmal gesund. Aber wenn es um Psychisches geht, reicht das nicht. Da meint man mit Heil »ewiges Heil« – nicht mehr und nicht weniger.

Solchen utopischen Erwartungen der Menschen kommen gewisse Fachleute ihrerseits bedenkenlos nach. Und so herrscht im Psychobereich der utopische Gesundheitsbegriff nicht nur in der Praxis wie bei der körperlichen Gesundheit. Vielmehr führen dogmatische Psychotheorien ganz ausdrückliche Zielvorstellungen vom psychisch gesunden Menschen mit sich, die in dieser idealen Form für niemanden wirklich erreichbar sind. Dadurch beschleicht auch Menschen, die – um mit Nietzsche zu sprechen – durchaus in der Lage sind, »ihren wesentlichen Beschäftigungen nachzugehen«, bei der Begegnung mit derlei Theorien das unbestimmte Gefühl der Unzulänglichkeit. So etwas fördert nicht gerade die Lebenslust. Lesen Sie mal ein beliebiges psychologisches Buch. In den meisten Fällen wird es Ihnen anschließend schlechter gehen.

Das wäre alles noch nicht so schlimm: Ein bisschen Selbstkritik, Demut und Bescheidenheit hat noch niemandem geschadet. Doch mit der Theorie ist die utopische Versprechung verbunden, man könne diesen prachtvoll ausgemalten Zustand psychischer Gesundheit irgendwann tatsächlich erreichen: psychische Ausgeglichenheit, aber dennoch emotionale Schwingungsfähigkeit, selbstgewisse Bestimmtheit, aber dennoch selbstkritische dynamische Veränderungsbereitschaft, gleichzeitiges In-sich-Gehen und Aus-sich-heraus-Gehen.

Die Risiken und Nebenwirkungen eines solchen Gesundheitsbegriffs sind außerordentlich schwerwiegend. Denn wenn die utopischen Psychoziele wirklich geglaubt werden, dann produzieren sie ewige Patienten, die unendliche Therapien absolvieren müssen. Wer eine psychoanalytische Ausbildung hinter sich hat, ist ohne weiteres in der Lage, bei einem beliebigen glücklichen Menschen durch ein kurzes Gespräch über die frühe Kindheit eine kleine Depression herzustellen – egal, wie die frühe Kindheit gelaufen ist. Er muss nur alles, was er hört, mit wichtigtuerisch bedenklicher Mine kommentieren: »Sie lächeln so, was verdrängen Sie?« Ein verantwortlicher Psychoanalytiker wird so etwas nicht tun, aber es gibt inzwischen genügend Hobbyanalytiker, und manchmal reicht auch schon ein entsprechender marktschreierischer Zeitungsartikel im Psychojargon.

So werden Patienten gemacht, und Patienten brauchen Therapie. Dass Therapie selbst aber nichts mit Lebenslust zu tun hat, sondern Arbeit ist, bestreiten noch nicht einmal die Gurus des Gewerbes. Damit freilich sind endlose Therapien der umfassendste Anschlag auf die Lebenslust. Zumal es ein »Nach der Therapie«, in dem man vielleicht einmal probeweise leben könnte, überhaupt nicht gibt. Solche utopischen Projekte sind ein Missbrauch der Psychotherapie, wie ihn Christian Reimer an eindrucksvollen Beispielen belegt hat. Hier können lebenslange Abhängigkeiten entstehen. Denn die abschließende Bewährung des angestrebten Ideals in der Wirklichkeit ist sozusagen definitionsgemäß ausgeschlossen.

Psychotheorien leisten heute angesichts der Kompliziertheit und Unübersichtlichkeit der Welt für viele verunsicherte moderne Menschen die Komplexitätsreduktion, die der Soziologe Niklas Luhmann Institutionen zuweist. Doch Institutionen sind allenthalben in der Krise. Da kommen die Psychoideologien gerade recht. Solche Psychotheorien aber geben nicht nur Sicherheit; sie haben, wie alle Ideologien, in sich eine gewisse Plausibilität, so dass ihre Vertreter oder

Anhänger oft das Hochgefühl des überlegenen Einblicks ins Eigentliche entwickeln. Sie wähnen sich im Besitz eines Herrschaftswissens, das alles und jedes zu erklären scheint. Eugen Drewermann schreibt inzwischen mühelos dicke Bücher über alles: über die Mythologie in Ägypten und die Kirche in Ostwestfalen, über die Evolutionstheorie und über den Tierschutz, über den Krieg und natürlich über den Frieden. Die Wirklichkeit wird dabei hemmungslos beschimpft und das verkündete Ideal der frommen Verehrung der Anhänger empfohlen. Denn die Wirklichkeit ist der Feind solcher ideologischer Theorien. Daher sind sie auch nicht lustfähig. Niemand ist in der Lage, einen Wein zu genießen, der auf dem Tisch stehen sollte, aber aus allen möglichen mehr oder weniger interessanten Gründen nun einmal nicht da steht.

Warum wir Zuwanderung brauchen

Solch ein Treiben mag noch angehen, solange es um den Tierschutz geht. Aber wenn Menschen im Spiel sind, kann das fatale Folgen haben. Wenn man die Wirklichkeit der Menschen immer nur als defizient gegenüber dem Ideal beschreibt, dann ist eine solche Einstellung nicht nur eine wortreiche »Anleitung zum Unglücklichsein«. Sie nimmt den Menschen in seiner Wirklichkeit nicht wirklich ernst und unterstellt, dass der individuelle Mensch mit allen seinen Ecken und Kanten gegenüber dem Ideal die allenfalls zweitbeste Möglichkeit ist. Das ist auf subtile Weise im Wortsinne menschenverachtend. Denn jeder Mensch ist gerade mit seinen mehr oder weniger liebenswürdigen Ecken und Kanten einmalig und unwiederholbar. Eine Diagnose ist eine Abstraktion von der Wirklichkeit, die ausschließlich den Zweck hat, eine gute Therapie zu organisieren. Wer Diagnosen in herrscherlicher Manier ohne therapeutische Absicht auf Menschen überträgt, missbraucht dieses wichtige Hilfsmittel, um damit Menschen zu diskriminieren, indem er sie in Schubladen sperrt.

Inzwischen gibt es auch Typologien für den Hausgebrauch. Das so genannte Enneagramm teilt die ganze Menschheit in neun Typen (griechisch *ennea*) ein. Anhänger dieser Lehre wissen das überlegene Gefühl zu schätzen, endlich die eigenartigen Reaktionen des Nachbarn richtig einordnen zu können, da der ja ein »Sechser« ist. Was so ganz harmlos und etwas wichtigtuerisch daherkommt, ist aber ebenfalls nicht ohne Risiken und Nebenwirkungen. Richard Rohr, ein amerikanischer Franziskaner, der das Enneagramm populär gemacht hat, meint von sich selbst ganz naiv, je länger er sich mit dem Enneagramm befasse, desto mehr weise für ihn darauf hin, dass er eine »Eins« sei.

Psychologisch ist das nichts anderes als eine Selffullfilling Prophecy, eine sich selbst erfüllende Prophezeiung. Wer auf derartige Weise den wissenschaftlichen Rang von Typologien verkennt, der engt seine eigene Freiheit ein, ganz anders zu werden: »Das ist eine Eins. Ich kann nicht nicht so sein. Ich werde immer eine Eins bleiben.« Und er ermöglicht auch seinen Mitmenschen keinen Ausweg mehr aus den Schubladen, in die er sie eilfertig gesteckt hat. Wenn jemand zu seiner Ehefrau sagt: »Ich kenne dich ganz genau«, dann ist das ausgesprochen respektlos. Denn er billigt seiner Frau keine wirkliche Lebendigkeit mehr zu. Mit solchem gedankenlosen Gerede kann man durchaus eine Ehe in die Krise treiben. Die Achtung vor der Würde eines Menschen beruht nicht zuletzt darauf, in jedem Menschen ein letztes Geheimnis zu respektieren. Doch für jene abgehobenen Eingeweihten in Psychowahrheiten gilt: Kommen Sie mir bloß nicht mit der Wirklichkeit!

Auch für andere Ideologien waren wirkliche Menschen eher störend. Eine seriöse wissenschaftliche Theorie ist dagegen immer eine sekundäre Reflexion auf die Wirklichkeit: Die Wirklichkeit war zuerst da, und die Theorie denkt darüber nach. Wenn die Theorie sich aber selbstständig macht, sich an den konkreten Menschen, die sich der Theorie nicht fügen wollen, nur reibt und solche Reibungen an der Wirklichkeit lediglich als vorübergehende, tendenziell zu vernichtende Störungen wahrnimmt auf dem Weg zum reibungslos idealen Menschen, dann stellt sie definitiv die Welt auf den Kopf – auf den Kopf des theoretisierenden Menschen.

Kein Wunder, dass Eugen Drewermann 80 Prozent der Deutschen als psychotherapiebedürftig beschrieben hat. Das klingt dramatisch und schreit geradezu nach ganz vielen Drewermännern. Bei nüchterner Betrachtung sind solche Zahlen natürlich nur möglich, wenn man einen ideologisch verzerrten Begriff von psychischer Gesundheit vertritt. Es gibt ja bekanntlich sogar Menschen, die sich allein für normal und alle anderen für krank halten. Klaus Dörner, der frühere Leiter des Landeskrankenhauses in Gütersloh, hat einmal über einige Monate in einer seriösen überregionalen Ta-

geszeitung zusammengerechnet, wie viele Deutsche psychotherapiebedürftig krank sind. Wie viele Deutsche haben also
nach diesen Angaben wohl Angststörungen, Depressionen,
Persönlichkeitsstörungen, Süchte etc.? Beim Zusammen-
rechnen ergab sich: 210 Prozent der Deutschen sind psychotherapiebedürftig krank. Vielleicht brauchen wir auch deswegen Zuwanderung. Aber ganz im Ernst: Man kann getrost
davon ausgehen, dass jede Prozentzahl, die über 50 Prozent
behandlungsbedürftiger Mitbürger liegt, einen falschen Normalitätsbegriff unterstellt und unseriös ist. Alle Menschen
leiden irgendwann einmal in ihrem Leben. Psychotherapie
ist dabei in der Regel nicht hilfreich. Und den Menschen,
die wirklich behandlungsbedürftig sind, stiehlt man die
erforderliche Therapiezeit, wenn man jeden, der am selbst
erfundenen Ideal scheitert, zum Patienten erklärt.

Menschenopfer

Doch alle Rufe nach Aufklärung verhallen ungehört angesichts der konkurrenzlos herrschenden Gesundheitsreligion.
Und weil sie auch nur Menschen sind, lassen sich gut ausge-
bildete, eigentlich seriöse Psychotherapeuten vom Glamour
der Szene blenden, geben noch eine Prise Buddhismus bei
und das, was sie für chinesische Weisheit erklären, und
schreiten frohgemut zur Menschheitsbeglückung. Dabei
rühren sie hemmungslos in Töpfen, für die ihnen die Kompetenz fehlt. Mit beträchtlichen Risiken – freilich nicht für
sich selbst.

Vorschriftsgemäß leben

Im Fernsehen schwadronieren Psychologen bei Anrufen von ihnen völlig unbekannten Menschen drauflos und können sich eines großen Publikums sicher sein, das in stummem Erstaunen durchs Schlüsselloch des Behandlungszimmers in die innersten Geheimnisse der Virtuosen Einblick nimmt – und dabei eigentlich nichts versteht. Denn irgendwie redet der Psychologe immer wieder irgendwie anders, so dass man nicht begreift, was eigentlich der Clou des Ganzen ist. Doch dieser bedauerliche Tatbestand führt nicht zum Abschalten, sondern zur eigentlichen unbegrenzten Verehrung. Unverständlichkeit erhöht nämlich die Autorität des Göttlichen. De facto macht der Psychologe gar nicht sehr viel falsch, aber auch nicht sehr viel richtig. Viele der Anrufer werden das Ganze vielleicht sogar als Hilfe empfinden. Das hat aber mit der auf Grund der Situation natürlich völlig überhöhten Erwartungshaltung zu tun. Wer im Fernsehen von einem TV-Psychologen zu seinem Problem irgendetwas gesagt bekommt, wird das als befreiende Offenbarung erleben. So etwas nennt man Placebo-Effekt. Er tritt auch ein, wenn der bereits erwähnte Chefarzt bei der Visite ein völlig unwirksames Medikament verordnet: Es wird vermutlich helfen.

Im Fall des Fernsehpsychologen werden sogar einige Wirkungen eintreten, die auf professionell gute Interventionen zurückzuführen sind. Dennoch, der wesentliche Effekt würde sich gewiss auch beobachten lassen, wenn ein selbstbewusster, redseliger Metzger, der zuhören kann, als Fernsehpsychologe vorgestellt würde. Die Risiken und Nebenwirkungen solcher Bemühungen um die psychische Gesundheit sind nicht zu verkennen, kommen aber naturgemäß im Fernsehen nicht vor. Unter dem verzweifelten Druck ihres Problems, für dessen Lösung sie jede Hemmung fallen lassen, exhibitionieren sich hier zum einen Menschen vor einer großen Öffentlichkeit mit höchst persönlichen Bekenntnissen – was im Nachhinein traumatische Folgen haben kann. Zum anderen greift der Psychologe oftmals beherzt mit Ratschlägen in Lebensgeschichten ein. Das ist an sich schon problematisch, und außerdem kennt er diese Lebensgeschichten überhaupt nicht. Aber so ein Eingreifen erhöht den Unterhaltungswert. Damit werden Menschen in ihren existenziellen Lebensentscheidungen durch die Autorität des Fernsehpsychologen manipuliert und zugleich für die allfällige Quote missbraucht, ohne es zu merken. Bedenken gibt es jedenfalls keine. Psycho ist in. Und es wird ja niemand gezwungen anzurufen. Doch das sage man einmal einem wirklich verzweifelten Menschen, der seine letzte Hoffnung in den Fernsehpsychologen setzt!

Inzwischen imitieren Nichtpsychologen die verehrte Psychologenzunft. Gewisse Talkmaster fragen nach traumatischen ödipalen Konflikten oder rücken den Befragten mit samtener Stimme so nahe auf die Pelle, dass man den Eindruck hat, sie wollten im Sinne dessen, was sie für Empathie halten, das Innerste ihrer Gäste veritabel nach außen kehren. Dem liegt die längst widerlegte Laienthese zugrunde: Was einmal draußen ist, ist draußen und belastet nicht mehr. Das ist kompletter Unsinn. Was einmal draußen ist, ist hier zunächst einmal drinnen, nämlich im Fernsehen, und Probleme nur dadurch zu lösen, dass man darüber einfach mal redet, ist Psychologie auf dem Niveau des Treppenwitzes: »Wo geht es zum Bahnhof?« – »Weiß ich nicht, aber schön, dass wir mal darüber geredet haben!«

Wer die Bühne für Veranstaltungen bietet, bei denen die Würde des Menschen verletzt wird, dazu auch noch einlädt und daran verdient, kann sich nicht damit herausreden, dass er nicht dafür verantwortlich sei, was erwachsene Menschen auf seiner Bühne treiben. Solcher Seelenstriptease ist gemeinhin erheblich würdeloser als das komplizierte Ausziehen von Unterwäsche – und für den Seelenhaushalt vor allem gefährlicher, wie man inzwischen belegen kann. Das ist kein generelles Verdikt gegen unterhaltsame und informative Talkshows, wohl aber gegen öffentliche Lustbarkeiten, die mit – wiewohl unblutigen – Menschenopfern arbeiten.

Professionell verzweifeln

Nicht nur die Psychologie wird überschätzt und missbraucht – auch die Psychologen. Diplompsychologen werden heute für alles und jedes eingesetzt. Bei Katastrophen bekommen die Opfer »psychologische Hilfe«, wie es schon routinemäßig in den Nachrichten heißt. Dabei schwingt der Gedanke mit, psychologische Hilfe könne die Belastung an den Grenzen unserer Existenz bei Leid und Tod irgendwie aufheben. Doch zweifellos ist in einer schweren existenziellen Erschütterung nicht die Anwendung irgendeiner professionellen Methode, sondern echte menschliche Zuwendung gefragt. Und da können Angehörige, Freunde oder Seelsorger mit Lebenserfahrung gewöhnlich erheblich besseren Beistand leisten als junge Psychologen, die gerade eine Ausbildung in Traumabearbeitung absolviert haben.

Die undifferenzierte Aufnötigung von psychotraumatologischen Frühinterventionen ist nach neueren Erkenntnissen jedenfalls nicht vertretbar. Im Grunde wissen die Menschen das selbst. Nach dem entsetzlichen Anschlag vom 11. September 2001 in New York berichtete das amerikanische Nachrichtenmagazin *Time*, dass das psychiatrische Krisenzentrum vor Ort erstaunlicherweise unterbeschäftigt war. So erstaunlich war das allerdings nicht. Jedem erfahrenen Psychiater ist bekannt, dass sich sogar eine schwere Depression bei Eintreten einer realen Katastrophe bessern kann. Und es ist ein bekanntes Phänomen, dass im Krieg, der entsetzliches Leid über die Menschen bringt, die Selbsttötungsrate sinkt.

Gewiss gibt es Zustände nach schweren seelischen Traumata, bei denen professionelle Hilfe erforderlich und sinnvoll ist, aber dafür muss es eine Indikation geben. Der flächendeckende Einsatz von Psychotherapie in allen Lebensbereichen wäre ein totalitäres Projekt mit dem Ergebnis der radikalen Entfremdung des Menschen von sich selbst. Das Ergebnis wäre eine ruhiggestellte Gesellschaft, die reibungslos funktioniert und in der bei jeder existenziellen Krise der Seelenklempner dafür sorgen würde, dass der emotionale Wasserrohrbruch keinen Schaden anrichtet. Wenn dann alles, was braven Bürgern nicht ganz dicht erscheint, feinsäuberlich und professionell repariert ist, dann ist die schöne neue Welt nicht nur dermatologisch in Topform, sondern auch psychologisch in einem Zustand, der das Einoperieren des Lächelns ins alternde Gesicht überflüssig macht. Die Leute lächeln dann ganz freiwillig. In einem solchen Land des immerwährenden Lächelns bliebe nur eines: Auswandern!

Gekonnt sterben

Aber keine Sorge, die Möglichkeiten der Psychologie sind in Wirklichkeit weit begrenzter als die hemmungslosen Hoffnungen, die auf sie projiziert werden. In der verdienstvollen Hospizbewegung standen zwischenzeitlich so genannte Sterbeseminare hoch im Kurs. Solche Veranstaltungen haben durchaus ihren Sinn. Sie bieten Helfern in Hospizen und in ambulanten Hausbetreuungsdiensten Beistand. Aber wer dort psychologische Methoden erlernen will, um mit Sterbenden möglichst effektiv umzugehen, der geht in die Irre.

Stellen Sie sich vor, lieber Leser, Sie würden im Sterben von jemandem begleitet, bei dem Sie bemerken, dass er im Gespräch mit Ihnen eine gewisse Methode anwendet: Ich nehme an, dass das nicht die Weise ist, wie Sie in dieser ernsten Situation einem Menschen begegnen wollen. Sie werden sich dafür interessieren, was dieser Mensch wirklich denkt, und nicht, was er denkt, dass er jetzt sagen muss oder nicht sagen darf. Der Gründer der deutschen Hospizbewegung, Dr. Paul Türks, antwortete auf die Frage eines Journalisten, ob die freiwilligen Helfer in seinem Hospiz eine Ausbildung bekämen: Es gebe ja ganz gute Sterbeseminare; aber wenn jemand nach einem solchen Seminar ganz genau zu wissen meine, wie man stirbt, »dann könnten wir den nicht brauchen«. In den wichtigen Momenten des Lebens ist Psychologie nutzlos oder sogar schädlich. Anders bei konkretem psychischem Leiden. Wer unter Waschzwang leidet, wird mit Recht umgekehrt beunruhigt reagieren, wenn der teuer bezahlte psychotherapeutische Fachmann offensichtlich ohne jede Methode nett mit ihm redet und betroffen erzählt, wie auch er selbst schweres psychisches Leid habe ertragen müssen.

Über Risiken und Nebenwirkungen der Psychotherapie

Bisher ist der Ertrag der Überlegungen zur Psychotherapie für unser Thema Lebenslust noch außerordentlich bescheiden. Der Kontrast zwischen den wissenschaftlich erwiesenen, bescheidenen, freilich durchaus nützlichen Wirkungen der Psychotherapie einerseits und den haushohen Erwartungen der Gesundheitsgesellschaft an sie andererseits ist hier so krass wie nirgends sonst im Gesundheitsbereich. Damit ist allerdings auch das Ausmaß produzierter Frustration beträchtlich. Und da Frustration wiederum ein unangenehmes psychisches Phänomen ist, eignet sich der Psychobereich bestens zur therapeutischen Selbstversorgung.

Dennoch ist Psychotherapie keineswegs generell bedenklich. Machen wir uns nichts vor: Nicht nur irreale utopische

Hoffnungen, auch reales psychisches Leid stellen erhebliche Beeinträchtigungen der Lebenslust dar. Es wäre somit unverantwortlich, das Kind mit dem Bade auszuschütten und die gesamte Psychotherapie in Grund und Boden zu verteufeln. Schon in den bisherigen Ausführungen wurde deutlich, dass es eigentlich nicht die verschiedenen Psychotherapieschulen selbst sind, die die gefährlichen Risiken und Nebenwirkungen heraufbeschwören, sondern vor allem die utopischen religiösen Erwartungen der nichtprofessionellen Öffentlichkeit, die alle Grenzen sprengen. Daher gibt es nur eine Lösung: die Grenzen der Psychotherapie aufzuzeigen, um damit seriöser Psychotherapie und den Menschen, die davon profitieren können, ein sicheres Fundament zu schaffen.

Existenzielle Zuhälterei

Wenn Psychotherapie der zielgerichtete methodische Einsatz von Kommunikation zur Heilung von Leiden ist, dann hat sie sich auf der einen Seite selbstverständlich abzugrenzen gegenüber einer frei schwebenden Alltagskommunikation. Dies aufzuweisen – oder eben nicht – ist Aufgabe der Therapieeffizienzforschung. Solche Untersuchungen sind also keine unsittlichen Zumutungen an Psychotherapie, sondern sichern der Psychotherapie ihre Eigenart – und übrigens auch das Recht auf Bezahlung, die man für Alltagskommunikation nicht erwarten würde. Andernfalls sähen sich die Psychotherapeuten nur noch als die Zeit vertreibende Kammerdiener einer versingelten Überflussgesellschaft.

Die Grenze zur anderen Seite hin wird deutlich, wenn man sich mit so genannten Psychosekten befasst. Die Effizienz der dort betriebenen freiheitsberaubenden Methoden steht drastisch vor aller Augen. Die Frage nach der Seriosität stellt sich hier anders: Psychotherapie oder Religion beziehungsweise Weltanschauung? Zwar ist die Frage spontan oft leicht zu beantworten: Alles erinnert zumeist an Sektenstrukturen. Doch wenn man in die Verlegenheit kommt, dafür präzise Kriterien angeben zu müssen, wird die Sache schwierig. Die Literatur der verschiedenen Therapieschulen geht an dieser wichtigen Fragestellung weitgehend vorbei. Schlimmer noch, manche Therapierichtungen fördern unter dem Pathos eines unpräzisen Begriffs der »Ganzheitlichkeit« – in der besten Absicht, möglichst gründlich zu helfen – Missverständnisse und Grenzüberschreitungen.

Der Sinn des Lebens, die Liebe eines Menschen und überhaupt das Wichtige im Leben stehen aber nicht in der Kompetenz der Psychotherapie, sie erschließen sich vielmehr in der freien erschütternden oder beglückenden existenziellen Kommunikation gleichberechtigt von Mensch zu Mensch. Wenn Psychotherapie vielleicht günstigere Rahmenbedingungen für solche Erlebnisse zu schaffen vermag, so darf sie doch nicht beanspruchen oder auch nur zulassen, mit ihrem Handwerkszeug, nämlich zielgerichteter methodischer Kommunikation, Sinn und Liebe absichtsvoll herzustellen. Heraus kämen dann nur Plastiksinn und Hörigkeit. Sogar Eugen Drewermann warnt mit Recht davor, dass nicht »den Psychokraten das Feld überlassen wird, deren Techniken doch nur bis zu diesem Punkt tragen, wo das

Eigentliche beginnt, die aber jenseits davon versagen müssen«.

Jede Psychotherapie ist eine zum Zwecke der Heilung von Leiden manipulative und asymmetrische Beziehung eines methodenkundigen Profis zu einem Heilung suchenden Menschen. Gerade deswegen muss sie streng durch Supervision kontrolliert und sowohl inhaltlich als auch zeitlich ausdrücklich begrenzt werden. Psychotherapie ist damit – auch für psychisch Kranke – stets höchstens die zweitbeste Form der Kommunikation. Die beste Form ist das Gespräch mit Angehörigen, Freunden, Nachbarn, Metzgern und sonstigen ganz »normalen« Leuten. Erst wenn das nicht mehr geht – entweder weil die psychische Störung zu ausgeprägt ist oder weil ein solcher Kontext nicht vorliegt –, dann springt Psychotherapie ein, aber auch nur so lange, bis jene beste Form der Kommunikation wieder möglich ist. Daher muss der Grundsatz gelten: So wenig Psychotherapie wie möglich, so viel wie nötig.

Wenn sich etwas Psychotherapie nennt, das eine Beziehung von der Wiege bis zur Bahre anbietet, handelt es sich nicht um Psychotherapie, sondern um Weltanschauung. Weil die psychotherapeutische Beziehung also eine streng begrenzte Beziehung ist, die nur mit dem Ziel der Heilung oder Linderung von Krankheitssymptomen aufgenommen wurde, muss der seriöse Psychotherapeut bemüht sein, sie möglichst kurz zu halten. Je länger er die Therapie laufen lässt, desto wichtiger macht er sich und seine Fähigkeiten und desto weniger Respekt zeigt er vor den eigenen Kräften des Patienten. Bemühung um Kürze von Psychotherapie ist daher nicht etwa Oberflächlichkeit oder ökonomische Sparsamkeit und nicht nur Signum einer bestimmten Therapierichtung – sie ist nach meiner Überzeugung ein ethisches Gebot für jede Psychotherapie, die Menschen zum eigentlichen Leben befähigen oder ermutigen will. Und das ist nicht die künstliche Beziehung in der Therapie, sondern echte Beziehung zu anderen Menschen neben und nach der Therapie. Gute Therapie macht nicht Lust auf Therapie, sondern Lust aufs Leben.

Das Herrschaftswissen des Psychotherapeuten vorausgesetzt, ist Psychotherapie eben auch kein herrschaftsfreier Diskurs im Sinne eines Jürgen Habermas. Psychotherapie ist eine künstliche Beziehung für Geld. Wer nicht ehrlich zugibt, dass er den Sinn des Lebens und wahre Liebe für Geld nicht bieten kann, betreibt nichts anderes als existenzielle Zuhälterei.

Der psychische Apparat und die Gretchenfrage

Doch gerade danach scheinen die Menschen zu suchen, wie wir schon sahen. »Ich möchte ganz werden«, war das irreduzible Ziel einer Frau, die wegen einer Psychotherapie bei mir vorstellig wurde. Während noch Freud bescheiden aus neurotischem Elend normales Leid machen wollte, ertrinken Psychotherapeuten heute in einer Flut der Sinnerwartung, die ungestüm gegen sie anbrandet. Ein vergiftetes Ansinnen, denn dies zu bewältigen sind Psychotherapeuten völlig inkompetent. Das Missverständnis von Psychotherapie als Religionsersatz ist möglicherweise die verhängnisvollste Nebenwirkung. Daher ist es für einen Psychotherapeuten nützlich, sich eher als präzise und sorgfältig kontrolliert arbeitender Handwerker am »psychischen Apparat«, wie Freud sagt, zu verstehen (wobei es einige Mitglieder der Zunft zum Kunsthandwerk bringen mögen). Die Nähe zu den Prinzipien der Handwerkskammer mag am besten davor schützen, sich in der gefährlichen Nähe von Visionären und Künstlern, faszinierenden religiösen Genies und Poeten zu sehen, die Menschen so viel mehr geben können, als Psychotherapeuten geben dürfen.

Es hilft alles nichts: Jede seriöse Psychotherapierichtung hat sich Gretchens Frage »Wie hast du's mit der Religion?« zu stellen und so präzise wie möglich anzugeben, wo ihre eigenen Grenzen gegenüber Religion und Weltanschauung liegen. Und sie hat darauf zu achten, dass diese Grenzen gewahrt bleiben, damit über den begrenzten Auftrag der Psychotherapie hinaus der eigene Raum für existenzielle Beziehungen und Erfahrungen gesichert wird – selbst wenn er für Einzelne, wie dazumal das Allerheiligste des jüdischen Tempels, leer bleibt. Andernfalls würde Psychotherapie letztlich totalitär, denn jeder methodische Zugriff auf den geheimnishaften Kern des Menschen verletzt zutiefst seine Intimität und Würde. Erklärt man das Thema Religion für gleichgültig und reflektiert es daher nicht, treibt es unbemerkt seinen Spuk in der Therapie, da es irgendein »Über-die-Therapie-Hinaus« ja erklärtermaßen nicht gibt. Holt man es absichtlich in die Therapie hinein, hat man mit den gleichen Gefahren zu kämpfen. Es bleibt der Respekt vor den Grenzen.

Es sei allerdings davor gewarnt, solche Überlegungen allzu vordergründig auf verschiedene Therapierichtungen zu übertragen. Das Thema Psychotherapie und Religion hat die Entwicklung moderner Psychotherapie stets begleitet – freilich mehr beiläufig und oft eher pathetisch als begriffsklar. Sagen wir es knapp: Es muss dahingestellt bleiben, ob das Jung'sche Denken in seinem bis zu esoterischem Überschwang reichenden religiösen Bilderreichtum den existenziellen Erschütterungen Sören Kierkegaards gültigere Antworten gegeben hätte als die diesbezüglich eher abstinente Nüchternheit Freuds, die sich hier »kein Bild macht«. Ob sich wiederum Freud in seinem unbestritten antireligiösen Affekt den weltanschaulichen Plattitüden des Urvaters der Verhaltenstherapie, Burrhus Frederic Skinner, angeschlossen hätte, dem sich die heutige Verhaltenstherapie in dieser Hinsicht auch nicht mehr verbunden weiß, muss sogar ausdrücklich bezweifelt werden.

Psychotherapie oder Seelsorge

Viktor Frankl war ein genialer Erfinder psychotherapeutischer Techniken. Außerdem hat er die einseitig defizitäre Religionssicht Freuds wirksam in Frage gestellt. Dennoch ist seiner Logotherapie die Gratwanderung nicht immer gelungen, den Sinn des Lebens als wichtig zu beschwören und ihn nicht zugleich auch vermitteln zu wollen. Denn die Rollen des Arztes und des Seelsorgers müssen streng getrennt werden. Zwar sollten Ärzte und Psychotherapeuten Ahnung von und Respekt vor der Seelsorge haben und dann, wenn existenzielle Fragen aufkommen, die Professionalität besitzen, an den Seelsorger zu überweisen. Auch Seelsorger sollten sich mit psychopathologischen Phänomenen auskennen, um gegebenenfalls an einen Psychofachmann abzugeben. Aber eine Vermischung beider Rollen wäre eine verhängnisvolle Manipulation und würde schnell zu Gurukonstellationen führen. Ein Mensch, dessen schwere Depression man durch fachlich kompetente Behandlung in vergleichsweise kurzer Zeit beseitigt hat, ist einem Therapeuten verständlicherweise sehr dankbar. Und wenn der Therapeut diesem Menschen dann noch eine beliebige religiöse Auffassung nahelegt, wird dieser möglicherweise geneigt sein, darauf einzugehen. Das aber ist Manipulation im existenziellen Bereich.

Die Entscheidung zum Glauben ist eine freie Entscheidung und darf nicht manipuliert werden. Sie kann im Kontakt mit einem guten Seelsorger reifen. Der Arzt darf sie mit seiner Autorität nicht bewirken. Umgekehrt bewirkt die Vermischung von Psychotherapie und Seelsorge zum Beispiel in früheren Publikationen eines gewissen Michael Dieterich, dass in dessen selbst kreierter »biblisch-therapeutischer Seelsorge« die Methodenwahl vom Heiligen Geist übernommen wird. Eine solche Sichtweise kann verheerende Folgen haben. Denn wer davon wirklich überzeugt ist, kann eigene Fehler verständlicherweise gar nicht mehr wahrnehmen.

Echte Seelsorge ist niemals manipulativ-methodisch. Sie ist umfassender und reicht viel tiefer als Psychotherapie. Und es besteht eigentlich überhaupt kein Anlass, dass Seelsorger ihr Selbstwertgefühl von irgendwelchen Wochenendseminaren in Psychotherapie ableiten. Der Mensch kann durch psychische Verknotungen in der Ausübung seiner Freiheit gehindert sein, aber diese ist dennoch niemals das Produkt der Psychotherapie, sondern liegt ihr stets voraus. Sie ist der heilige Boden, der fremder Menschen Hand entzogen ist, auf dem Würde und Einmaligkeit, Schuld und Verantwortung, Lust und Freude ausschließlich dem Individuum selbst und keinem Therapeuten zugänglich sind. Diesem Kern des Menschen begegnet man nicht therapeutisch, sondern im Dialog, so, wie zum Beispiel Martin Buber ihn verstanden hat, nämlich in der existenziellen, gleichberechtigten Begegnung von Mensch zu Mensch.

Ein seriöser Psychotherapeut macht also aus seinen Grenzen keinen Hehl und kann Menschen auch damit sehr helfen, dass er ein Ansinnen, das über die Möglichkeiten der Psychotherapie hinausgeht, höflich, aber bestimmt zurückweist. Die durch Psychotherapie erreichbaren Ziele sind stets begrenzt, und oft kann der Psychotherapeut nur eine tragische Entwicklung zeitweilig hilfreich begleiten. Ein guter Psychotherapeut beherrscht seine Technik und überlässt die Ziele dem Patienten. Auf diese Weise enthält er sich jeder weltanschaulichen Präjudizierung. Er kann den Scheinwerfer der Aufmerksamkeit suggestiv auf die Kräfte und Ziele des Patienten lenken und damit Heilung bewirken. Ein Heilexperte jedoch ist er nicht. So sind die Möglichkeiten der Psychotherapie auch für unser Projekt Lebenslust durchaus begrenzt. Selbst im besten Fall kann sie das Glück nicht herstellen, allenfalls das Unglück vermindern – mit dem Risiko, es zu vermehren.

Man mag den seelischen Apparat, für den der Psychotherapeut zuständig ist, mit einer Geige vergleichen. Ohne die Musik Beethovens, Mozarts und der vielen anderen wäre eine Geige nur ein merkwürdig geformtes Hindernis für Ameisen. Erst die Musik macht sie so wertvoll. Mit der Musik aber, mit all dem Schönen, das der Apparat bewirken kann, hat der Psychotherapeut nichts zu tun. Er hat nur die bescheidene Aufgabe, dafür zu sorgen, dass das eigenartig geformte Instrument wieder Töne hervorbringen kann. Der Melodie eines Lebens, die dann wieder erklingt, kann auch er nur staunend lauschen. Auf diese Weise mag es dem Psychotherapeuten gelingen, auf handwerklich korrekte Weise verklemmte Türen zu öffnen oder verborgene Türen zu beleuchten. Den Schritt hinaus muss der Patient selbst tun. Und wohin ihn dann dieses spannende Leben führt, geht nur ihn allein etwas an.

Lust am Leben und die Quellen des Glücks

Doch weil es hier nicht vor allem um Therapie geht, sondern um das Leben und die Lust, die es machen kann, dürfen wir den Menschen auf diesem Weg begleiten. Wir werden das bescheiden tun, denn jeder Mensch hat seine eigenen, höchst persönlichen Erfahrungen mit der Lebenslust, und auf das zu achten, womit es ihm wirklich zutiefst gut gegangen ist, ist schon ein wichtiger Schritt zu mehr Lust am Leben.

Eigentümlicherweise nennen hier viele Menschen Zeiten der äußersten Entbehrung. Allerdings besteht kein Anlass, die Entbehrung an sich schon für sehr lustig zu erklären. Doch war die Lebenslust in den Beschreibungen des Elends der Gesundheitsreligion immer schon gegenwärtig: die Beteiligung an einer lustvollen katholischen Wallfahrt in ein bayerisches Benediktinerkloster und das Schwelgen in barocker Sinnlichkeit, der Auftritt Burkhards in der bayerischen Staatsoper und das genussreiche Erlebnis des Palio in Siena. Eines ist freilich auch sicher: In den Kathedralen des 20. Jahrhunderts, den Krankenhäusern, ist sie nicht zu haben, die Lebenslust, und auch nicht auf der Couch des Psychotherapeuten. Das muss ja auch gar nicht sein. Beide Einrichtungen haben durchaus ihren Sinn zur Hilfe in den seltenen Ausnahmezuständen des Lebens, in denen sie angezeigt sind. Aber sie belegen nur eine verschwindend geringe

Fläche in unseren Ländern. Wenn man auf der Suche nach Lebenslust und Lebensglück mal zufällig über eine Couch oder durch ein Krankenhaus stolpern sollte, wird das statistisch nicht häufig vorkommen und ist dann auch nicht weiter schlimm. Aber wenn man Lebenslust sein Leben lang absichtlich und ausdauernd genau da und sogar nur da sucht, wo sie nachweislich nicht zu finden ist, dann kommt man aus dem Labyrinth des Gesundheitswesens nicht mehr heraus. Und irgendwann sitzt man in Platons Höhle, sieht die Schatten der Wirklichkeit an der Wand und hat vergessen, sich nach dem eigentlich Wichtigen umzusehen und womöglich aus der Höhle herauszusteigen ans wärmende Licht von Lust und Leben.

Daher wurden hier einige Warnschilder aufgestellt, dass der Weg zur Lebenslust nicht auf der Hauptstraße der Gesundheitsgesellschaft zu finden ist, auf der derzeit die Massen atemlos und braungebrannt daherjoggen. Freilich muss man dann auch ein paar Umleitungsstrecken ausschildern, denn sonst ist das Ergebnis bloß ein Verkehrsstau, der nur »Stausüchtigen« einen fragwürdigen und jedenfalls sehr zeitaufwändigen Lustgewinn bringt. Es handelt sich bei solchen Umleitungen um kleinere Straßen mit schöner Aussicht, die wir nun befahren werden. Aber auch hier gilt: Ein Buch über Wein kann keineswegs den Weingenuss ersetzen. Außerdem erheben die hier beschriebenen Wege keinesfalls den Anspruch auf Vollständigkeit. Mancher Leser wird lieber im Jeep quer durch die Landschaft fahren und Orte der Lebenslust aufsuchen, von denen er sicher ist, dass niemand sonst dorthin kommt. Schlimmstenfalls wird man sich sogar zu Fuß einen eigenen Weg zu verborgenen, ganz persönlichen Stätten des Genusses bahnen. Solche Orte in einem Buch zu verraten wäre indiskret, ja ohnehin unmöglich, denn der höchst individuelle Geschmack ist nicht vermittelbar. Dennoch ist er unbestreitbar die Bedingung wirklicher Lebenslust und jedenfalls oft viel lustträchtiger als das, was man in Büchern beschreiben kann.»Grau, teurer Freund, ist alle Theorie und grün des Lebens goldner Baum«, ist ein Rat des Mephistopheles, den man ohne weiteres beherzigen kann.

Doch es gibt aus der Erfahrung der Menschheit auch hilfreiche Hinweise, wie man solche Bäume am besten findet und so mit ihnen verfährt, dass ihnen nicht beizeiten der Lebensodem ausgeht. Angesichts der Kürze und Begrenztheit des Lebens wäre es doch sehr bedauerlich, wenn man erst an seinem Ende selbst auf lebensfreudige Ideen käme, die andere schon längst hatten und mit denen man viel früher viel mehr hätte anfangen können.

Das Geheimnis der Zeit

Und damit wären wir bereits bei einem entscheidenden Problem der Lebenslust, nämlich der Zeit. Gewiss, die erfreulichen Erleichterungen der Arbeit durch den technischen Fortschritt haben bewirkt, dass wir mehr freie Zeit haben könnten. Doch die Entwicklung zur »Freizeitgesellschaft« hat den eigenartigen Effekt, dass wir dennoch keine Zeit haben.

Nieder mit der Freizeit!

Es ist ziemlich paradox: Alle Welt klagt darüber, keine Zeit zu haben. Wenn man sie dann aber haben könnte, dann geht man damit um wie mit einem wilden Tier: Man vertreibt sie – das nennt man dann »Zeitvertreib« – oder man schlägt sie gar tot – das nennt man dann »Zeittotschlagen«. Die Freizeitgesellschaft hat umfangreiche Instrumente für die Großwildjagd auf die Zeit entwickelt. Überall gibt es »Erlebnisurlaub«, in dem die Freizeitmenschen unermüdlich von morgens bis abends angeblich sinnvollen Tätigkeiten nachgehen. Dabei sind sie nicht sinnvoll, sondern allenfalls zweckmäßig. Von der Arbeit unterscheiden sie sich vor allem dadurch, dass man sie sich selbst ausgesucht hat und dafür kein Geld bekommt, sondern Geld bezahlt. Oder man gibt sein Ich bei einem so genannten Animateur ab, der einem zwar nicht die Seele einhaucht, wie seine Berufsbezeichnung eigentlich dem Wortsinne nach verheißt, aber zuverlässig »Spaß« organisiert, dass einem Hören und Sehen vergeht. Da »verfliegt« für weniger anspruchsvolle Freizeitkonsumenten die Zeit. Es soll Menschen geben, die sich bei derlei Kurzweiligkeiten nach der guten alten Langeweile sehnen, sich das aber nicht so recht zu sagen trauen.

Außerhalb des Urlaubs findet die Großwildjagd auf freie Zeit zwischen Dienstschluss und Schlafengehen statt. Baumärkte schießen aus dem Boden, kein Reihenhaus kommt mehr ohne Hobbyraum aus, in dem der Vater nach getaner Arbeit – weiterarbeitet, nur nennt er das eigenartigerweise nicht so. Der Arbeitsgesellschaft geht nämlich nicht die Arbeit aus, sie verlagert sich bloß – in den Hobbykeller. Hier soll nun gegen solchen Ausgleich gar keine generelle Polemik betrieben werden. Die Arbeit im Hobbyraum unterscheidet sich zweifellos von der in der Regel fremdbestimmten Erwerbsarbeit erheblich, sie ist nämlich selbstbestimmt. Dennoch ist die Zeit weg. Und zwar für Arbeit, allerdings unter dem Tarnbegriff »Freizeit«. Auf solche Weise geht der Freizeitgesellschaft inzwischen ausgerechnet die Zeit aus. Denn eine boomende Freizeitindustrie vertreibt jeden etwaigen *horror vacui*, die Angst vor der Leere. So ist man rund um die Uhr beschäftigt.

Diese Entwicklung hängt möglicherweise damit zusammen, dass die Freizeit nie ein eigenes Selbstbewusstsein entwickeln konnte. Denn sie war immer schon die kleine Schwester der Arbeit. Freizeit definiert sich nämlich über die Arbeit: Sie ist Zeit, die frei ist von Arbeit. Damit ist die Freizeit eine Zeit zweiter Klasse. Kein Wunder, dass sie sich inzwischen redlich darum bemüht, den Adel der Arbeit zu erwerben. Und man darf wohl feststellen: Es ist ihr vollauf gelungen. Das aber ist der eigentliche Triumph der Arbeitsgesellschaft: Alles ist Arbeit, sogar die Freizeit. Der große Soziologe Max Weber hat darauf hingewiesen, dass in Ländern, die vom calvinistischen Arbeitsethos geprägt sind, die Worte für Arbeit einen sakralen Charakter haben. »Beruf« sagt man im Deutschen, was von »Berufung« kommt. Es klingt etwas übertrieben, dass man zum Leeren einer Mülltonne »berufen« sein soll. Auch Buchhalter ist man in den seltensten Fällen aus »Berufung«. Dennoch, beides sind Berufstätigkeiten. Sogar bei sprachlichen Neubildungen ist die Arbeitsfixierung ungetrübt. Hilfsbedürftigen Menschen wird nicht mehr »Fürsorge«, sondern »Sozialarbeit« zuteil, es gibt Angehörigenarbeit, Behindertenarbeit, Jugendarbeit, Altenarbeit, Trauerarbeit. Italiener, denen die deutsche Mentalität bisweilen etwas fremd ist, vermuten heimlich, dass die Deutschen nur mit Bedauern schlafen – und richtig, sogar da arbeiten sie noch. Der Begriff »Traumarbeit« ist ebenfalls eine deutsche Sprachschöpfung.

Noch schlimmer als »Freizeit« ist aber der Begriff »Erholung«. Man sollte sich streng weigern, sich zu erholen. Denn wofür erholt man sich eigentlich? Natürlich für die Arbeit. Diese Zeit hat von vornherein einen ausdrücklich vorgeschriebenen Zweck. In Arbeitsverträgen steht auch heute noch die empörende Formulierung, dass der Arbeitnehmer seinen Urlaub zur Wiederherstellung seiner Arbeitsfähigkeit einzusetzen hat. Wo kämen wir denn da hin! Was hat der Arbeitgeber denn, bitte schön, im Urlaub zu suchen? Hier entlarvt sich die Arbeitsgesellschaft sogar als hemmungslos totalitär. Offensichtlich geht man nach wie vor paternalistisch davon aus, dass der Arbeitgeber rundum zuständig ist für das Leben seiner Lohnabhängigen. Noch nicht einmal die Gewerkschaften protestieren gegen solche verbalen Ausfälle. Eine angemessene, freiheitlich demokratische Formulierung würde lauten: Der Arbeitgeber hat die Arbeit so zu organisieren, dass der Arbeitnehmer seine freie Zeit lustvoll verleben kann. Niemand fordert allerdings so etwas, und das zeigt, wie unangefochten die Arbeitsgesellschaft auch über die Freizeit herrscht. In ihren Verliesen aber schmachtet die Lebenslust.

Loriot und der Lobpreis des Nichts

Frauenstimme aus der Küche Richtung Wohnzimmer:
Was machst du da?
Er: Nichts …
Sie: Nichts? Wieso nichts?
Er: Ich mache nichts …
Sie: Gar nichts?
Er: Nein …
(Pause) Sie: Überhaupt nichts?
Er: Nein … ich sitze hier …[1]

Noch viel länger zieht sich dieser Loriot-Dialog hin, und wenn man ihn zusammen mit Ehepaaren sieht, lacht immer nur die Hälfte des Publikums. Denn weder die Rollenverteilung noch das Thema sind selten. Einfach dazusitzen und nichts zu tun gilt gerade im arbeitsverliebten Deutschland nahezu als unanständig. Nichts wirkt so provozierend wie Nichtstun. Selbst wenn der Mann etwas vollkommen Sinnloses tun würde, könnte er den Wissensdurst seiner Frau wohl stillen. Aber nur zu sitzen, das ist eben nichts! Schon in der Erziehung hat jeder gelernt: Müßiggang ist aller Laster Anfang.

Da waren die alten Griechen ganz anderer Meinung. Während wir uns erholen, um zu arbeiten, erklärte Aristoteles kategorisch: »Wir arbeiten, um Muße zu haben.« Mit

---

[1] »Feierabend«, aus: Loriot, *Szenen einer Ehe in Wort und Bild*, Zürich 1989, S. 29.

Freizeit hatte Muße also nichts zu tun. Bei den Griechen hätte es sicher keinen Arbeitsminister, sondern einen Minister für Muße und zwecklose Tätigkeiten gegeben – allerdings nur in einer politischen Ordnung, die die Würde der freien Mitbürger respektiert, denn laut Aristoteles verhindern Tyrannen die Muße. Also nicht um die Arbeit, um die Muße dreht sich bei den Griechen alles. *Scholia* heißt Muße, Arbeit heißt *ascholia*: Nicht-Muße. Die Römer haben das übernommen. *Otium* war bei ihnen die Muße, *negotium* (Nicht-Muße) war die Arbeit, waren die Geschäfte.

Das scheint nun tatsächlich eine verkehrte Welt zu sein: Nicht, dass man irgendwo saß und nichts Produktives tat, war erklärungsbedürftig, sondern dass man arbeitete. Man sollte allerdings nicht verschweigen, dass Sklaven eine solche Mußegesellschaft erst möglich machten. Aber das erklärt keineswegs die Wertschätzung der Muße. Ein Erlebnisurlaub, bei dem keine Tätigkeiten angeboten würden, würde bei uns sicherlich zu Regressforderungen führen. »Wir waren im Urlaub und haben nichts erlebt!« Die Griechen hielten dieses »Nichts« selbst für ein Erlebnis, geradezu für das Erlebnis schlechthin. Mit Faulheit ist Muße daher auch nicht richtig übersetzt. Natürlich gibt es heute einige mutige Zeitgenossen, die im Urlaub faulenzen. Hört man näher hin, hat dieses Faulenzen dann aber entweder doch einen Zweck, nämlich Erholung, Alternativsein, Geldsparen, oder es ist rein passives Zeittotschlagen – also die reine Barbarei für die Griechen.

Den Griechen war die Muße unendlich kostbar: Sie war der Ort für das Erlebnis von Glück, Heil und Sinn des Lebens schlechthin. Wenn ein Volk, das so viel Sinn für Lebenslust entwickelt hat, die Muße so außerordentlich verehrt, dann wird es hier ganz spannend für unser Projekt Lebenslust. Was also ist Muße eigentlich?

Die Muße ist zwecklos, aber dennoch höchst sinnvoll verbrachte Zeit. Es ist die Zeit, in der wir wir selbst sein können, keine Rolle spielen und nichts Produktives herstellen müssen und die unwiederholbare Zeit unseres Lebens intensiv erleben können. Muße hat nichts mit Langeweile zu tun, doch bedeutet Fähigkeit zur Muße auch, einmal eine gewisse Langeweile gelassen aushalten zu können. Muße ist trotzdem keine einfach nur passive Zeit. Vielmehr sind alle Sinne wach und gelassen-aufnahmebereit für das Schöne der Welt. Die Gedanken schweifen erfinderisch, aber lustvoll ziellos dahin. Philosophische Gespräche erfreuen den Geist, aber auch gebildete Konversation über Gott und die Welt – ohne jeden Zweck des Bildungsbeweises oder der Weltbeglückung. Solche Mußezeit hat gewiss auch Ergebnisse, aber absichtslose und dadurch vielleicht kreativere. Muße ist die Zeit von Erkenntnis ohne Interesse. In solchen Momenten kann es geschehen, so sagten die Alten, dass das Göttliche den Menschen berührt. Und vor nichts und niemandem muss man sich dafür rechtfertigen, wie man diese Zeit verbracht hat. Mit anderen Worten: Es ist eine Zeit, in der Loriot'sche Frauenstimmen keine Fragen aus der Küche stellen.

Feste feiern

Die Muße ist von niemandem erfunden worden. In seinem höchst lesenswerten Büchlein *Muße und Kult* hat der bedeutende christliche Philosoph Josef Pieper darauf hingewiesen, dass die Muße dem Kult entstammt. Der Kult ist wie die Muße zwecklos, aber höchst sinnvoll. Er ist von seinem Wesen her die Feier des Verhältnisses der Menschen zu Gott. Dieses Verhältnis muss man nicht herstellen, es ist. Und diese Tatsache wird im Kult begangen. Der Mensch, der im Kult vor Gott steht, entledigt sich all seiner Rollen, die ihn sonst umtreiben. Er ist im Kult nicht Vater seiner Kinder, nicht Sohn seiner Eltern, nicht Mann seiner Frau, nicht Vorgesetzter seiner Untergebenen, nicht Untergebener seiner Vorgesetzten, nicht Nachbar, nicht Freund, nicht Staatsbürger oder wie die vielen Rollen auch heißen mögen, in die man ganz selbstverständlich all die Werktage über hineingerät. Im Kult ist der Mensch nur er selbst – vor Gott. Und er verbringt eine unwiederholbare Zeit seines Lebens vor Gott. Das ist in sich sinnvoll. Alles andere auf der Welt mag zu einem Zweck existieren, der Mensch ist um seiner selbst willen da. Er hat keinen Zweck. Er ist. Und das begeht, das feiert er im Kult.

Daher ist es ein Missverständnis, den Gottesdienst im Wesentlichen nach der Qualität der Predigt, der Perfektion des Gesangs oder dem Abwechslungsreichtum des gebotenen Entertainments zu bewerten. Bildungsergiebigere Vorträge kann man anderweitig hören, für gute Musik muss man sich nicht sonntags morgens aus dem Bett quälen, und für kurzweiliges Entertainment ist das Fernsehen besser geeignet. Es mag zwar Gottesdienstleiter geben, die meinen, in Konkurrenz zur Unterhaltungsindustrie treten zu müssen. Aber seien Sie versichert: Alle Gottesdienste neigen diesbezüglich zur Zweitklassigkeit, und intensive Bemühung um Erstklassigkeit ist in diesem Fall noch erheblich lästiger als Zweitklassigkeit. Gottesdienste sind nicht unterhaltsam. Der Gottesdienstbesuch nützt in der Regel nicht der Bildung, er schafft keine neuen interessanten Kontakte, er erhöht nicht das Bruttosozialprodukt. In den Gottesdienst geht man zu keinem dieser Zwecke. Im Gottesdienst steht man völlig zwecklos, aber höchst sinnvoll wenigstens diese eine unwiederholbare Stunde von 168 Wochenstunden vor Gott und wird hingerissen aus der Enge alltäglicher Betriebsamkeit in die Mitte der Welt. Schon Platon sagte, »im festlichen Umgang mit den Göttern« gewinne der Mensch seine wahre, aufrechte Gestalt zurück.

Was die Zweckfreiheit betrifft, kann man mit dem Kult allenfalls das Spiel vergleichen: nicht das Wettspiel, bei dem es Sieger und Besiegte gibt und das einmal mehr unsere Leistungs- und Konkurrenzgesellschaft abbildet, sondern vielmehr das Spiel, auf das sich vor allem Kinder verstehen, das keinen Siegeszweck erfüllt, sondern in sich sinnvoll ist. Das Spiel hat auch ganz ursprünglich eine direkte Verbindung zum Kult. Die Olympischen Spiele waren Kultveranstaltungen beim Heiligtum des Zeus von Olympia. Nicht allein um den Sieg ging es dabei, sondern die Sterblichen aus ganz Griechenland verbrachten eine gewisse Zeit in Olympia und spielten zweckfrei, aber höchst sinnvoll vor den unsterblichen Göttern am heiligen Hain. »Heiliges Spiel« hat man übrigens auch die heilige Messe genannt.

Die Olympischen Spiele waren also sakrale Feier und zugleich weltliches Fest. Auch das Fest und die Feier entstammen dem Kult. Ein guter Gottesdienst sollte ein Fest sein; noch heute erinnern etwa deftige Kirchweihfeste an diese Tradition. Auch richtige Feste und Feiern sind zwecklos, aber sinnvoll. Wer feiert, um sich zu erholen, oder nur auf ein Fest geht, um wichtige Kontakte zu knüpfen, kann nicht feiern und stört das Fest. Gewiss sollte man keine strengen Regeln für korrektes Festefeiern erlassen. Aber eines ist sicher: Ein richtig schönes Fest erfüllt dann seinen Zweck, wenn es richtig schön zwecklos ist. Sonst ist es eher eine Kommunikationsförderungsveranstaltung mit Kleiderordnung und kurzen Wortbeiträgen, Smalltalk genannt. Diplomaten können ein Lied davon singen, wie anstrengend solche »Cocktails« sind, auf denen man irgendwelche Nationalfeiertage feiern muss. Allerdings wäre es wohl richtiger zu sagen: Man begeht diese Feiertage. Denn man geht hin, geht da ein wenig herum und geht dann wieder weg. Das ist Arbeit, mit Feiern hat das nichts zu tun. Ganz anders richtiges Festefeiern. Da ist Lebenslust angesagt. Der Sinn des Festes ist die Zustimmung zur Welt. Übrigens erinnert der schöne Ausdruck »Feierabend« daran, was man eigentlich in dieser Zeit tun könnte, wenn man sie sich nicht im Fitnessstudio, im Hobbyraum oder anderswo vertreiben würde ...

Muße und Kult seien Voraussetzung für Kultur überhaupt, sagt Josef Pieper. Alle Kunst ist zwecklos, aber höchst sinnvoll. Und die rechte Haltung, sie wahrzunehmen, ist nicht, irgendwelches Wissen darüber zu speichern – das mag vielleicht ein bisschen hilfreich sein, mehr nicht –, sondern sich von ihr ergreifen zu lassen in einer Atmosphäre gelassener Muße.

Die Unwiederholbarkeit jedes Moments

Nehmen wir an, ich könnte Ihnen jetzt sagen, an welchem Tag genau Sie sterben werden. Ich bin sicher, schon morgen würden Sie anders leben. Denn Sie wüssten: Morgen wäre unwiderruflich ein unwiederholbarer Tag weniger auf der Lebensrechnung. Nun ist es aber tatsächlich absolut sicher, dass Sie sterben werden und dass daher der morgige Tag unwiderruflich ein unwiederholbarer Tag weniger auf der Lebensrechnung ist. Und damit ist klar: Die Zeit ist knapp, auch für Sie, liebe Leserin und lieber Leser. Da ist die Floskel »Zeit ist Geld« schon eine maßlose Untertreibung. Würden Sie, wenn Sie sicher wüssten, dass Sie in bemessener Zeit sterben werden, für Geld zeitweilig den größten Unsinn tun – lästigen Unsinn und keinen lustigen Unsinn, versteht sich? Wahrscheinlich nicht. Denn Zeit ist, wenn man es auf diese Weise recht bedenkt, in Wirklichkeit unendlich viel kostbarer als Geld. Aber was macht man mit ihr, wenn man sie nicht verkauft, nicht vertreibt und nicht totschlägt? Stellen Sie sich vor, es ist Zeit und keiner geht hin!

Die Antwort ist klar: Muße! Die Zeit und das Leben ganz intensiv in der Einzigartigkeit jedes Moments spüren: Das ist Lebenslust in ihrer höchsten Form. Wer sich das vornimmt, begibt sich in ein Abenteuer, das sogar noch weiter-reicht. Im Bewusstsein der Unwiederholbarkeit jedes Augenblicks kann ihm in der eindringlichen Zeit zweckfreier Muße plötzlich Ewigkeit zustoßen.

Zwei alte Männer und die Ewigkeit

Wenn man unverhofft im Autoradio eine wunderschöne Melodie hört, vielleicht von Mozart, und sich nicht gleich fragt, wie sie heißt und wo man sie auf CD bekommt, so-dass man sie wiederholen kann; wenn man sich auch nicht gleich als Kritiker betätigt, der technische Mängel an der Einspielung herauszuhören versucht; wenn man sich viel-mehr ganz intensiv der Unwiederholbarkeit dieses Moments bewusst ist und ihn genießt, sich von ihm ergreifen lässt – dann kann man in diesem Moment eine Ahnung von Ewigkeit bekommen, oder mehr noch: Dann ereignet sich Ewigkeit, die die Zeit und den Moment sprengt, auch wenn man währenddessen im Stau auf dem Kölner Autobahnring steht.

Nicht nur das Gehör, auch alle anderen Sinne sind übri-gens »ewigkeitsfähig«. Wenn man in vergleichbarer Verfas-sung durch einen Wald geht ohne das Pflanzenbestim-mungsbuch *Was blüht denn da?*, darauf verzichtet, den Wald unter ökologischen, gesundheitlichen oder ökonomischen Aspekten zu betrachten, und diese Wanderung nicht nur un-ternimmt, um anschließend jemandem davon zu berichten – wenn der Gang durch den Wald also völlig zwecklos ist, man freilich alles ganz intensiv mit allen Sinnen wahrnimmt, dann mag man ein Gespür dafür bekommen, was Schöpfung ist. Auch dieses Erlebnis sprengt die lächerlich kurze Zeit, die man im Wald verbracht hat. Der Zen-Buddhismus vermittelt vergleichbare Erlebnisse bei der Kunst des Bogenschießens, die bekanntlich nicht im Schießen selbst besteht, sondern im intensiv konzentrierten Spannen des Bogens.

Kaum eine Situation ist völlig ungeeignet, um dieses intensive Erleben der Zeit und der Lust am Leben zu ermöglichen. Wir müssen nur für einen Moment aussteigen aus der Routine des Lebens und uns der Zeit aussetzen. In unseren Gesellschaften ist man das freilich nicht mehr gewohnt. Sogar Pfarrer berichten, dass Gottesdienstbesucher höchstens etwa eine Minute Schweigen aushalten – dann wird geraschelt, gehüstelt und anderweitig angezeigt, dass es nun genug ist. Auch Muße muss man üben. Daher ein praktischer Vorschlag: Nehmen Sie sich wenigstens eine halbe Stunde in der Woche Zeit zum Ausstieg aus allen Zweckmäßigkeiten Ihres Lebens. Wenn Sie das nicht schon einmal versucht haben, wird es Ihnen anfangs gewiss schwerfallen, aber mit der Zeit werden Sie ein anderes Verhältnis zu Ihrer kostbaren Lebenszeit bekommen – und vielleicht sogar die Chance, so etwas wie Ewigkeit zu erleben.

Vor Jahren wurde im Fernsehen eine Diskussion zwischen den beiden großen Philosophen Ernst Bloch und Gabriel Marcel ausgestrahlt. Beide Männer, wohl über 80 Jahre alt, waren in nahezu allem unterschiedlicher Auffassung. Und das war auch zu erwarten gewesen. Ernst Bloch als marxistischer Philosoph kam immer wieder auf die Bedeutung der Gesellschaft zu sprechen. Gabriel Marcel, katholischer Existenzphilosoph, beschwor die Tiefe des individuellen Daseins. Der Streit wurde so hitzig, dass Gabriel Marcel heftig und unwillig mit dem mitgeführten Gehstock auf den Boden stieß und sich an einem gewissen Punkt so aufregte, dass er ins Französische wechselte, was den Moderator in arge Bedrängnis brachte. Doch nun geschah das Unerwartete. Der Moderator stellte die Frage, was denn eigentlich das Wesentliche im Leben sei. Da wurden die beiden alten Männer nachdenklich. Ernst Bloch stopfte sich stirnrunzelnd seine Pfeife und sagte nichts. Gabriel Marcel stützte sich im Sitzen auf seinen Stock, sah angestrengt in die Ferne und sagte auch nichts. In die Stille hinein fragte der Moderator, ob es denn so etwas wie das Transzendente gebe, das Jenseitige, und ob man es in diesem Leben schon erleben könne.

Da richtete sich der alte Ernst Bloch auf, nahm seine Pfeife zur Seite und sagte mit klarem Blick, ja, das Transzendente gebe es, und man könne es auch erleben, nämlich in der Neunten Symphonie von Beethoven. Und Gabriel Marcel, der seinen greisen Altersgenossen bei dieser Antwort unverwandt angeschaut hatte, nickte mit einer Lebendigkeit, die ihn geradezu jung erscheinen ließ. Ja, sagte er, in den späten Symphonien von Beethoven ereigne sich Ewigkeit. Und die beiden alten Männer lächelten sich an. Ganz unerwartet hatten sie doch noch etwas gefunden, auf das sie sich einigen konnten. Man hatte in diesem Augenblick das Gefühl, dass die beiden Alten, die bald darauf starben, wussten: Das, worauf sie sich geeinigt hatten, war nichts Nebensächliches, sondern das Wesentliche, das ihnen bis zu ihrer letzten Stunde Lust am Leben bereitete.

Im Erleben von ergreifender Musik werden die Grenzen der Zeit gesprengt, und wir rühren für Momente bereits in diesem Leben an etwas, das über dieses Leben hinausgeht. Die im Bewusstsein ihrer Unwiederholbarkeit erlebte Enge der Zeit führt auf solche Weise nicht zu bloßer Angst – das Wort »Angst« kommt etymologisch von »Enge« –, sondern durch die Angst hindurch in die Weite der Ewigkeit. Damit wird klar, warum Ewigkeit etwas ganz anderes ist als die Idee von einem tödlich langweiligen, unendlichen Leben in lustloser Gleichgültigkeit. Das Missliche ist nur, dass man der Ewigkeit nicht mit den Instrumenten beikommen kann, die wir gewöhnlich anwenden, um Kostbares zu erwerben. Ewigkeit hat keinen Preis, Ewigkeit ist nicht herstellbar, Ewigkeit ist nicht konkret fassbar und begreifbar. Ewigkeit ereignet sich, und was uns dabei ergreift, das begreifen wir nicht auf die übliche Weise.

»Warum liebst du mich eigentlich?«

Damit rührt das sinnliche Erleben von Ewigkeit an das, was wir schon als das Wichtige im Leben benannt haben und was unabdingbar ist für die Lebenslust. Auch Vertrauen, auch Liebe sind – weil wichtig – nicht begreifbar und definierbar, ganz im Gegenteil. Paul Watzlawick, dem ich persönlich und auch dieses Buch viel zu verdanken haben, hat in seinem Bestseller *Anleitung zum Unglücklichsein* auf unterhaltsame, aber zugleich sehr eindrückliche Weise die Grenzen unseres instrumentellen Denkens aufgewiesen, das zuverlässig gerade am Wichtigen im Leben scheitert und damit letztlich nicht glücksfähig ist.

Vertrauen und Liebe sind zweifellos wichtig. Was passiert aber, wenn man Vertrauen für begreifbar hält? Zur Herstellung einer unglücklichen Ehe ist es beispielsweise nützlich, plötzlich und unerwartet zu fragen: »Kann ich dir eigentlich vertrauen?« Jede Antwort auf diese Frage führt zuverlässig ins Chaos. Denn das Erschrecken des überraschten Partners und das irritiert gemurmelte »Ja, natürlich«, zieht unerbittlich Fragen nach sich wie: »Dann beweis es mir! Wo warst du gestern um halb fünf?« Was auch immer nun der andere antwortet, es wird zu wenig oder zu viel sein, und er, der Antwortende, wird nach jahrelanger Ehe – mit Recht – so gekränkt sein, dass genau das, wonach gefragt wird, durch die Frage selbst zerstört wird: nämlich das Vertrauen. Man kann Vertrauen nicht beweisen, man kann es auch nicht »wissen«, denn es ist wichtig, und das Wichtige wissen wir nicht, wir müssen uns seiner gewiss sein. Gewissheit ist viel mehr als Wissen, es ist die unbeweisbare, aber mit der ganzen Existenz erfahrbare Frucht des menschlichen Lebens, die sich zwanglos einstellt und das Leben trägt.

Ohne Vertrauen ist ein Leben nicht erträglich. Vertrauensvolle Freundschaft, die in der Hektik des alltäglichen Lebens verlässlich ist, bleibt und gibt dem Leben Wärme und Licht. Vertrauen ist auch eine notwendige Voraussetzung für Lebenslust und für Liebe. Manchmal kommen zu mir Ehepaare, die über das Vertrauen reden wollen: Ein Zeitungsartikel habe sie darauf gebracht, sie hätten darüber freilich noch nie gesprochen. Dann gratuliere ich ihnen und ermutige sie, daran nichts zu ändern. Der amerikanische Psychotherapeut Steve de Shazer riet: »Wenn etwas nicht kaputt ist, mach es nicht ganz!« Wer also das Vertrauen pflegen will, der unterlasse dumme Fragen.

Noch wichtiger als das Vertrauen ist aber die Liebe im Leben jedes Menschen. Und weil sie noch wichtiger ist, ist sie noch weniger beweisbar. Will man einen Ehekrach zuverlässig vom Zaun brechen, bietet sich die Frage an: »Warum liebst du mich eigentlich?« Auch hier werden alle denkbaren Antworten verheerende Auswirkungen haben. Nehmen wir an, der Ehemann reagiert hilflos und sagt darauf nichts. Sie kennen vielleicht solche Ehemänner, die auf die Aufforderung ihrer Frau, etwas zu sagen, kein Wort herausbringen. Ein solches Verhalten wird in diesem Fall – verständlicherweise – bei der Ehefrau eine Explosion heraufbeschwören: »Zwanzig Jahre sind wir nun verheiratet. Ich wasche für dich, koche für dich, putze für dich – und du hast auf die einfache Frage, warum du mich eigentlich liebst, nichts zu sagen, gar nichts?! Gut, dass ich diese Frage gestellt habe, denn damit wird deutlich, dass wir uns offensichtlich schon seit Jahren nichts mehr zu sagen haben. Denn du musst doch zugeben, die Frage geht an die Grundlagen unserer Beziehung. Alles Mögliche hätte man darauf antworten können. Aber du sagst nichts, einfach nichts. Das ist ein Offenbarungseid, so geht es nicht weiter, ich werde Konsequenzen ziehen …«

Ich möchte Sie mit dieser Eruption nicht noch länger belästigen. Ich weiß auch nicht, ob diese Ehe nicht vielleicht wirklich in der Krise ist. Aber die Reaktion hat mit einer falschen Frage zu tun, nicht mit einer ausbleibenden Antwort. Denn was hätte er schon antworten sollen, der arme Tropf. Wenn er allen Mut zusammengenommen hätte und vor dem drohenden Ungewitter seiner Ehefrau in eine Antwort geflohen wäre, wenn er in seiner Not vielleicht bekannt hätte: »Ich liebe dich wegen deiner schönen Augen!« – der Wirbelsturm wäre ebenso unvermeidlich über ihn hereingebrochen: »Aha, nur wegen meiner Augen! Man stelle sich das einmal vor! Zwanzig Jahre sind wir nun verheiratet, und auf meine Frage, warum du mich eigentlich liebst, fällt dir nichts anderes ein als meine Augen! Alles tue ich für dich, für alles sorge ich, und das Einzige, was dir bei mir auffällt, sind meine Augen. Nichts anderes an mir interessiert dich. Hinter meinen Augen habe ich wohl gar nichts, Gehirn oder so! Wir stehen ganz offensichtlich vor den Trümmern unserer Beziehung. Ich kann dir ja ein Foto von meinen Augen dalassen, das kannst du dir dann irgendwo hinhängen, und ich kann gehen ...«

Auch hier möchte ich mich aus der Übertragung des Donnerwetters ausblenden. Denn wiederum ist es nicht die Antwort, die das Desaster auslöst, sondern die falsche Frage. Auch Liebe ist nämlich so wichtig, dass man sie eben nicht definieren kann. Indem man es aber versucht, kann man sie zerstören. Jeder Mensch mit Lebenserfahrung weiß, dass man Liebe auch zerreden kann. Natürlich gibt es kostbare Worte und Gesten der Liebe. Diese sind in der Regel nicht allgemein, sondern sehr speziell und oft nur für die Liebenden selbst wirklich verständlich. Man kann sie nicht einfordern oder geschickt herstellen, sie fallen einem in ganz dichten Momenten zu und sind doch sehr persönlich. Und wer meint, es gäbe »Liebestechniken«, mit denen man Liebe herstellen könnte, der unterliegt dem Irrtum, irgendwie sei das ganze Leben eine Baustelle, und alles, was man dafür brauche, sei im Baumarkt zu haben.

»Wenn das die himmlische Liebe ist, dann kenne ich sie auch!«

Man mag es als schmerzlich und fast als tragisch empfinden, dass genau das, was dem Leben des Menschen Sinn gibt, was ihm vielleicht das Wichtigste überhaupt ist – die Liebe –, nicht in seiner Hand liegt. Doch gerade die Unberechenbarkeit der Liebe ist es, die sie so kostbar macht. Liebe ereignet sich nicht im Lexikon, sondern im Leben. Und damit scheint auch unser Projekt Lebenslust unberechenbar zu werden. Geben wir es doch ganz offen zu: Für ein Leben ohne Liebe muss Lebenslust ein Fremdwort bleiben.

Spätestens hier kommt manch einer wahrscheinlich mit dem Hinweis, man müsse doch wohl die wahre – geistige – Liebe von lustvoller erotischer Liebe unterscheiden. Die christliche Tradition ist da eigentümlicherweise anderer Auffassung, und so werden wir hier noch ein wenig auf einige nützliche Einsichten der (entgegen dem herrschenden Vorurteil) wohl sinnlichsten Religion überhaupt eingehen: auf das Christentum vor allem in seiner prall-katholischen Variante. Denn eine Religion, die immerhin an die »Fleischwerdung Gottes« glaubt – was allen anderen Religionen als Gotteslästerung gilt –, kann mit der Fleischeslust eigentlich nicht die Probleme haben, die ihr das Klischee bisweilen zuschreibt.

»Wenn das die himmlische Liebe ist, dann kenne ich sie auch!«, rief der französische Lebemann Charles de Brosses im 18. Jahrhundert aus, als er Gian Lorenzo Berninis berühmte Skulptur der verzückten heiligen Teresa von Avila in der Kirche Santa Maria della Vittoria in Rom erblickte. Was war geschehen? Hatte ausgerechnet Bernini, der fromme Großmeister des römischen Barock, eine schwache Stunde gehabt und für einen Moment vergessen, wen er abbildete und für welchen Ort? In Wahrheit hätte der tiefgläubige Künstler wahrscheinlich gar keine Angst vor derlei Missverständnissen gehabt. Zugegeben, der weitgereiste Président de Brosses besaß wohl keinen sehr weiten Liebesbegriff, und so wird er die Größe der heiligen Teresa und ihrer Art zu lieben nicht wirklich verstanden haben. Doch ganz sicher hätte Bernini keinerlei Probleme damit gehabt, dass seine Darstellung der heiligen Teresa in Ekstase als sinnlich erlebt wurde. Die Visionen der temperamentvollen Heiligen waren es ja schließlich auch.

Gerade der Katholizismus hatte, wie Kenner der Sittengeschichte sehr wohl wissen, mit Erotik zumeist keinerlei Probleme. Erst im 19. Jahrhundert passten sich auch die Katholiken ein wenig dem verklemmten puritanisch-viktorianischen Zeitgeist an. Verklemmt sein war chic, und da wollten auch die als eher deftig und bäurisch geltenden Katholiken ein wenig im Trend liegen. Doch die alte katholische Tradition war stets sexual- und leibfreundlich, wie nicht zuletzt die Barockkirchen bezeugen: Nacktheit, wohin man nur blickt – und das waren ja keine Badezimmer, dort wurde die heilige Messe gefeiert. Wenn Teresa ihre tiefsten religiösen Erlebnisse geradezu sinnlich-körperlich wahrnahm und dies völlig unverklemmt dargestellt wurde, dann wäre bei anderen Menschen durchaus auch das Umgekehrte denkbar: in der beglückenden sinnlich-sexuellen Liebe zwischen Mann und Frau Gotteserfahrung zu machen.

Gott ist die Liebe ist das erste Lehrschreiben des deutschen Papstes Benedikt XVI. überschrieben. Als ich es bei Erscheinen aus dem Internet herunterladen wollte, ging das zunächst nicht: Die Kindersicherung blockierte! Von Erotik und Sex ist da die Rede, doch nie ablehnend, sondern durchaus mit lebenslustiger Note. Das widerspricht zwar dem vor allem deutschen Klischee, das die katholische Kirche als Institution zur Verhinderung sexueller Freude karikiert (vgl. hierzu mein Buch *Der blockierte Riese*, Augsburg 1999), doch es liegt auf einer Linie mit dem katholischen Mainstream von 2000 Jahren Kirchengeschichte. Wenn Gott aber die Liebe ist, wie es schon im ersten Johannesbrief im Neuen Testament heißt, warum sollte dann ausgerechnet die tiefe körperlich-seelische Liebesvereinigung mit der Liebe nichts zu tun haben, die ja Gott selbst ist? Auch hier aber sprengt das Erlebnis den Moment, in dem es geschieht. Sogar Friedrich Nietzsche, der sonst so sehr im Diesseits steht, hat das gespürt: »Doch alle Lust will Ewigkeit, will tiefe, tiefe Ewigkeit«, lässt er seinen Zarathustra singen.

Allerdings meint das Christentum immer mehr als bloße Lust, die sich selbst genug ist. Es meint vitale, dynamische Lust, also Lebenslust. Am Anfang von Goethes *Faust* steht

die ungestüme Sehnsucht Fausts nach einem sich selbst ge-
nügenden Moment. Um diesen zu erreichen, verschreibt er
sich sogar dem Teufel: »Werd ich zum Augenblicke sagen:
Verweile doch! Du bist so schön! Dann magst du mich in
Fesseln schlagen, dann will ich gern zugrunde gehen!« Am
Ende des *Faust* aber steht nicht das Ankommen in solch einem sich im Diesseits beruhigenden Moment, sondern über
sich hinausgehende, sorgende Liebe – ein Deichbau zum
Schutz für andere Menschen – und die berühmte Einsicht:
»Wer immer strebend sich bemüht, den können wir erlö-
sen.«

Das Christentum aber geht noch weiter, es macht nicht
Halt beim bloßen Streben. Es lebt aus der Gewissheit einer
letzten Erfüllung in der Liebe zum Nächsten und zu Gott.
Im Erlebnis dieser Liebe »wollen« die Christen nicht nur
Ewigkeit, sie erleben sie bereits für Momente. Zu Beginn der
Bekenntnisse des heiligen Augustinus, des höchst lesenswerten ersten psychologischen Buchs der Weltliteratur, steht der
Satz: »Unruhig ist mein Herz, bis es ruht in dir, o Gott.« Augustinus, der seine höchst persönlichen Erfahrungen mit der
bloß sich selbst genügenden Lust hatte – er lebte in wilder
Ehe und hatte einen unehelichen Sohn – und das auch mit
schonungsloser Offenheit bekannte, meint am Ende seines
Lebens den weiten und großen Liebesbegriff, den Bernini in
der sinnlichen heiligen Teresa Gestalt werden ließ, wenn er
das Wesentliche der christlichen Botschaft mit den Worten
zusammenfasst: »Liebe und im Übrigen tu, was du willst.«
Was allerdings gar nicht so einfach ist, wie es klingt. Denn
die Liebe ist nicht definierbar, sie ist nicht lehrbar, sie ist

nicht herstellbar. Man kann sich um sie bemühen, aber sie ist letztlich ein Geschenk, man muss sie erleben. Und Liebe, die man mit Geist und Sinnen erlebt, ist Lebenslust in ihrer intensivsten Form.

Die Sinnlichkeit der Ewigkeit

Wer hat Lust zu leben?

Aus diesem Grund hat das Christentum auch keine Ratgeberliteratur über die Liebe oder die Lust am Leben hervorgebracht. Das Christentum glaubt nicht an Ideen, die in Büchern stehen. Wie Gott für die Christen keine Idee ist, sondern ein Mensch namens Jesus Christus – allerdings nicht nur ein Mensch –, so streben insbesondere katholische Christen auf der Suche nach einem erfüllten glücklichen und womöglich lustvollen Leben auch nicht Ideen, sondern Menschen nach, nämlich so genannten Heiligen.

Auch in der Psychotherapie sind Geschichten gelingenden Lebens oft erheblich nützlicher als abstrakte Begriffskonstruktionen. So ist christliche Spiritualität eher praktisch. Heilige sind nicht abgehobene Figuren, sondern mitunter recht kantenreiche Gestalten, die nicht nur Lippenbekenntnisse, sondern ein Lebensbekenntnis abgelegt haben. Es gibt solche, von denen man keinerlei Äußerungen kennt. Man weiß nur, dass sie vorbildlich gelebt haben. Das reicht. Und da Menschen aus Fleisch und Blut sich nicht in Schubladen und Systeme einordnen lassen wie Ideen, sind sie auch erwartungsgemäß unterschiedlich, sehr unterschiedlich sogar. Alle Temperamente und Mentalitäten trifft man hier an. Niemand wird wohl alle gleichermaßen ansprechend finden.

Sogar die Heiligen selbst fanden sich untereinander nicht immer sympathisch. Der heilige Hieronymus, bei aller Heiligkeit als Wissenschaftler doch etwas eitel, nennt den heiligen Ambrosius von Mailand wörtlich eine »hässliche Krähe«, und der heilige Clochard Philippus Neri hatte bekanntlich mit dem gestrengen heiligen Ignatius von Loyola auch nicht viel im Sinn. Als er eines Tages gefragt wurde, was er tun würde, wenn er ein ganz schwieriges Problem hätte, antwortete er, in diesem Fall würde er sich überlegen, was Ignatius von Loyola in dieser Situation täte – »und dann tue ich das Gegenteil …« Damit ist das Christentum zweifellos eine etwas ungeordnete Sache. Christ wird man wohl eher durch die Begegnung mit solchen oder anderen glaubwürdigen Christen als durch Bücher. Gewiss ist die große atheistische Philosophin Edith Stein zum christlichen Glauben durch ein Buch gekommen, das sie in einer einzigen Nacht gelesen hat. Dieses Buch war allerdings die Autobiografie der heiligen Teresa von Avila, und die bestand nicht aus Theorien – vor allem nicht aus philosophischen. Ihren weiteren Weg ging Edith Stein nicht in der Theorie, sondern in der Wirklichkeit. Zunächst in den Karmel, den kontemplativen Orden der sinnlich-religiösen heiligen Teresa.

Der Gang ins Kloster als Ausdruck von Lebenslust? Der Erfinder des abendländischen Klosters, der heilige Benedikt von Nursia, würde dem jedenfalls lebhaft zustimmen. »Wer hat Lust zu leben?«, ruft er zu Beginn seiner Klosterregel den jungen Menschen seiner Zeit zu, um sie zu motivieren, ins

Kloster zu gehen. Etikettenschwindel? Wenn man Klöster für Orte hält, in denen man unter Absingen gregorianischer Choräle gemeinsam Trübsal bläst, kann man nur übelste Rekrutierungsmethoden vermuten. Klöster sind aber keine Orte der Weltflucht, wie es sich mancher vorstellt. Wer vor der Welt oder auch nur vor einer abschreckenden Verlobten ins Kloster weglaufen will, wird dort keine Aufnahme finden.

Die Fähigkeit zur Lebenslust ist geradezu Voraussetzung für ein Klosterleben. Nicht, dass Klöster für Christen die einzigen Orte der Lebenslust wären, immerhin hat die Ehe den hohen Rang eines Sakraments, den das Ordensgelübde nicht hat. Ein Kloster voller weltverachtender Jammerlappen wäre jedenfalls mit den Absichten des heiligen Benedikt nicht vereinbar. Nur sehr vitale Menschen sind fürs Klosterleben wirklich geeignet, Menschen also, die die souveräne Freiheit besitzen, freiwillig aus all dem Getriebe und den Zwängen eines profanen Lebens auszusteigen, um einzusteigen in ein Leben der intensiven Besinnung auf das Wesentliche. Benedikt von Nursia, der noch in der Antike geboren war, gelang es, die besten Früchte der Antike für das Christentum zu ernten und so lebendig an die Zukunft weiterzugeben. Muße und Kult vereinigte er wieder. Zwecklos sind die Gesänge der Mönche, aber höchst sinnvoll. Feierlich und festlich ist der Gottesdienst. Keine Geschäftigkeit soll den Mönch ablenken.

Benedikt verordnete *stabilitas loci*: Schon bei seinem Eintritt wusste der Mönch, dass er auch in diesem Kloster sterben würde, und täglich konnte er seine künftige Grabstätte sehen. Wen so etwas betrübte, der hielt das ohnehin nicht lange aus. Vielmehr sammelten die Mönche aus alldem Kraft für die großartigen Schöpfungen, die die Klöster vom Mittelalter bis heute vollbracht haben. Ohne die benediktinischen Klöster und ihre Leistungen gäbe es das Abendland nicht und auch nicht unsere Kultur. Damit wird deutlich, worin sich christliche Kontemplation von der Weltflucht des Diogenes von Sinope unterscheidet, der in seiner Tonne lebte und alle Bedürfnisse in sich abgetötet hatte – um sich nicht durch die Nichterfüllung von Bedürfnissen frustrieren zu lassen. Benediktinermönche betreiben nicht solch kultivierten Egoismus. Sie leben nicht für sich im Kloster, sondern für Gott und die Welt. Sie legen durch ihr Leben der schweigenden Besinnung und des Gebets ein lautes Bekenntnis dafür ab, dass es noch etwas über dieses Leben hinaus gibt – Ewigkeit. Im Lob Gottes liegt der Sinn ihres Lebens und im Gebet für die kirchliche Gemeinschaft und für die Welt. Doch nicht nur im Gebet: »Ora et labora«, lautet die Aufforderung des heiligen Benedikt – bete und arbeite. Bei aller Hochschätzung der Kontemplation: Auch in der leibhaftigen Tätigkeit soll der Mönch seine Existenz für Gott und die Welt leben – nicht zuletzt, um mit seiner Lebensform niemandem auf der Tasche zu liegen.

Das benediktinische Lebenslustkonzept, das sich im Gegensatz zu den leicht verderblichen Kunstprodukten, die derzeit im Umlauf sind, seit 1500 Jahren bestens bewährt hat, ist ein Geheimtipp für Kenner. Wie in früheren Jahrhunderten gibt es heute viele Menschen, die sich für einige Zeit in ein Benediktinerkloster zurückziehen, um dort zur Besinnung zu kommen und ihr Leben neu auszurichten –

oder auch einfach nur, um »aufzutanken«. Der heilige Benedikt hat das vorgesehen. Regel 53 diktiert eine geradezu überschwängliche Gastfreundschaft. Es gibt daher keine Benediktinerklöster ohne Gästezimmer. Als Gäste treffen sich dort abgehetzte Manager, die sich mutig dazu entschließen, eine Zeit lang nichts zu sagen zu haben, rastlose Politiker, die sich überlegen wollen, was sie eigentlich meinen, oder auch Menschen, die in einer tiefen Lebenskrise stecken und das Wesentliche in ihrem Leben vom Unwesentlichen unterscheiden wollen. Für jemanden, der eine große Enttäuschung erfahren hat, kann es allein schon nützlich sein, Mönche zu erleben, die ganz freiwillig ein Leben gewählt haben, das sich nicht nur auf Menschen verlässt, sondern letztlich auf Gott. Auf diese Weise hat manch einer wieder Boden unter die Füße bekommen, ohne in Zynismus zu verfallen. Man kann im Benediktinerkloster lernen, Schweigen, das länger dauert als eine Minute, auszuhalten und überhaupt wieder Zeit zu erleben. Und das ist eine ganz entscheidende Voraussetzung für Lebenslust.

Ist für Christen also das Kloster der Königsweg zur Lebenslust? Keineswegs! Der heilige Benedikt selbst hat mit flächendeckenden Mönchskolonien miserable Erfahrungen gemacht. Das Klosterleben ist, um mit Paul Watzlawick zu sprechen, ein »Unterschied, der einen wirklichen Unterschied macht«: ein wenig Salz in der Suppe und vielleicht sogar nützlicher Sand im Getriebe. Nicht mehr und nicht weniger. Selbst manche kirchlichen Würdenträger hatten es überhaupt nicht mit den Klöstern und waren der Lebenslust dennoch zugetan. Auf einem herrlichen Bild von Jan van

Eyck in Brügge, der »Madonna des Kanonikus van der Pae-
le«, das mit aller Lust an der Wirklichkeit gemalt ist, welche
die hier beginnende neuzeitliche Malerei kennzeichnen sollte, sieht man zur Linken der Madonna den Kanonikus: Ein
offensichtlich durch und durch weltlicher Mann, Typ Bankdirektor, nicht sehr sympathisch und in seiner prallen Dies-
seitigkeit ganz gewiss ohne jeden Sinn für Mystik. Er faltet
die Hände – man hat den Eindruck, weil es so üblich ist –
und schaut etwas unsicher, fast skeptisch ins Leere. Fromm
wirkt das nicht. Aber als Vision erscheint vor ihm die Madonna in einem prachtvollen Gewand und verheißt ihm mit
milder Geste Erlösung. Das Interessante an diesem Bild ist,
dass der Kanonikus die Vision gar nicht sieht. Nur wir, die
Betrachter, werden ihrer ansichtig. Ein schönes und ermuti-
gendes Bild, zeigt es doch, dass der Segen Gottes und der
Gottesmutter Maria sogar auf so einem ganz diesseitigen
Menschen liegt – sogar wenn er in seiner ganzen Weltlichkeit
die Madonna gar nicht wahrnimmt, die aus dem Jenseits ins
Diesseits hineinsegnet.

Wie wirklich ist die Wirklichkeit?

Der Lobpreis der Wirklichkeit in den Gemälden Jan van
Eycks entstammt geistesgeschichtlich dem christlichen Lobpreis der Welt als Schöpfung Gottes, wie er vor allem Franz
von Assisi zu verdanken ist. Alles Denken des Mittelalters
war nach Franz darauf ausgerichtet, das Ganze der Welt und
des Lebens als gutes Werk Gottes zu verstehen und damit als
Vorahnung des Heils.

Aus der Überzeugung, dass Kunst diese Ahnung von Heil Gestalt werden lassen kann, hat das Mittelalter eine faszinierende Konsequenz gezogen. Man war nämlich der Auffassung, dass ein leidender und kranker Mensch durch die Betrachtung eines bestimmten Kunstwerks geheilt werden könnte. Ein ergreifender Gedanke! Heiltümer nannte man solche Bilder; eines davon ist der berühmte Isenheimer Altar von Matthias Grünewald, der heute in Colmar zu sehen ist. Dieses gewaltige Kunstwerk hing ursprünglich im Antoniterkrankenhaus in Isenheim. Nicht irgendwo, sondern ganz zentral im Krankensaal an der Stirnwand. Und alle Krankenbetten waren auf dieses Bild hin ausgerichtet. Von morgens bis abends schauten die Kranken auf dieses Heiltum, das die ganze Drastik des Leidens Christi am Kreuze vor ihren Augen Gestalt werden ließ. In diesem mit ihnen schrecklich mitleidenden Gott sahen sie aber zugleich wirklich und wirksam ihre eigene Erlösung, ihr Heil. Hier sind Heil und Heilung wirklich ganz dicht beieinander. Wer die Kraft dieses Gemäldes kennt und eine wirklich ganzheitliche Sicht von Gesundheit teilt, wird keinen Moment an der heilenden Wirkung des Isenheimer Altars zweifeln.

Wenn die Betrachtung von Kunst zur Gesundheit führen kann, dann hat das nur die erfreuliche Nebenwirkung, dass das Erlebnis der Kunst zugleich zur Lebenslust beiträgt. Und wenn man so im besten Falle sogar dem Tod von der Schippe springt, dann hat man dadurch zu allem Überfluss auch noch länger Spaß am Leben. Um nicht missverstanden zu werden: Ich plädiere hier nicht für einen Großtransport aller Krankenhausinsassen in die örtlichen Museen vor die entsprechenden Bilder. Auch ich werde die moderne Medizin gern in Anspruch nehmen, wenn das erforderlich ist. Aber wenn man die Beziehung von Heilung und Heil konkret erleben will, dann ist der Isenheimer Altar dafür eher geeignet als das Aachener Klinikum.

Der Isenheimer Altar gehört zu den Kunstwerken, die den Menschen nicht bloß ganzheitlich heilen können. Er lässt vielmehr das Heil konkret Gestalt gewinnen. Er vermag Menschen herauszureißen aus dem lustlosen Getriebe ihres Lebens und sie so zu ergreifen, dass sie in Betrachtung versunken einen Funken Ewigkeit erleben. Vor dem Isenheimer Altar kann man religiös werden. Das gilt gewiss auch für viele andere Kunstwerke wie die »Assunta« von Tizian in I Frari in Venedig oder die »Pietà« von Michelangelo in Sankt Peter in Rom. Nicht nur in der konkreten Begegnung mit bekennenden Menschen kann sich jemand der Religion öffnen, sondern auch in der Begegnung mit ihren künstlerischen Zeugnissen, die die Zeit sprengen und die Wahrheit auf undefinierbare Weise allzeit gegenwärtig machen. Die orthodoxen Christen des Ostens etwa haben die sinnliche Gegenwart Christi im Bild der Ikone noch viel lebendiger erhalten als ihre eher vom begrifflichen Denken geprägten westlichen Brüder und Schwestern.

Lust ist immer auch sinnlich, Lebenslust ebenso. Religion, die rein geistig wäre, könnte der Lebenslust daher nur abträglich sein. Dass Religion in unseren Breiten inzwischen weitgehend so wahrgenommen wird, sozusagen als der große Spielverderber der Lust, hat verschiedene Gründe, auf die ich andernorts eingegangen bin (*Der blockierte Riese*, Augsburg 1999). Zumindest mit dem Christentum aber haben solche Vorurteile nichts zu tun. Das Christentum ist sogar so extrem sinnlich, dass ihm das in seinen Anfängen den Vorwurf der Gotteslästerung eingetragen hat. Aber kann man Gott wirklich sinnlich, ästhetisch erfahren? Die Christen jedenfalls glauben das. Ich erlebte einmal einen jungen Inder, der erklären sollte, was der Unterschied zwischen den verschiedenen Religionen seines Landes sei; er war in der Lage, die Differenzen begrifflich außerordentlich präzise darzulegen, aber schließlich unterbrach er sich und rief mit leuchtenden Augen aus: »Das Christentum ist einfach schöner!« Die ästhetische Erfahrung der Religion ist dem Eigentlichen der Religion sehr angemessen.

Nur ausgedachter Sinn ist kein Sinn, sondern Unsinn. Die Esoterikwelle lebt von solchen halbseidenen, aber gut verkäuflichen Originalitäten. »Mein Meister erfindet gerade eine Religion für den Osten«, teilte mir einmal ein höchst naiver Esoterikfreak mit Begeisterung in der Stimme mit. Solche »Religionen« sind nichts als teures Plastikspielzeug und für schlichte Gemüter allenfalls Beruhigungsmittel gegen die Angst vor dem Leben und die Angst vor dem Tod. Die Nebenwirkungen solcher Beruhigungsmittel sind allerdings verheerend. Sie führen ihre Konsumenten nicht selten in eine Abhängigkeit, die ihnen eine virtuelle Welt vorgaukelt, so dass sie ihr eigenes Leben in der Wirklichkeit verpassen. Denn mit solchen künstlichen Gedankengebilden erreicht man die Wirklichkeit nicht mehr. Sinn und Religion sind nicht künstlich produzierbar, sondern nur erfahrbar; die Sehnsucht aller Menschen nach dem Ziel ihres Lebens kann nicht mit einer reinen Idee befriedigt werden, sie sehnt sich nach erlebbarer Wirklichkeit. Damit ist diese religiöse Sehnsucht aber der Lebenslust sehr nahe, die nichts so sehr liebt wie die Wirklichkeit. So kann die Lust auf das wirkliche Leben der Weg zu einer ernsthaften religiösen Fundierung sein und die Sehnsucht nach wirklicher Religion die Lebenslust steigern.

Wie wirklich ist aber diese Wirklichkeit? Sind die ergreifenden Wirkungen von Musik, von Liebe, von Malerei nicht nur eine höhere Form von Illusion? Ist das, was wir erleben, nicht nur ein Effekt von Hormonen, Neurotransmittern und vegetativem Nervensystem? Diese Frage ist streng wissenschaftlich nicht beantwortbar. Jeder muss sich aus seiner eigenen Lebenserfahrung fragen, ob er die Liebe eines geliebten Menschen für ein Chemieprodukt oder für etwas Primäres hält, das ihm existenziell in der Wirklichkeit zustößt. Daran hängt alles (vgl. hierzu mein Buch *Gott*, München 2007). Hält er die Welt für ein Chemieprodukt mit mehr oder weniger erfreulichen illusionären Epiphänomenen wie Vertrauen, Liebe und Kunsterleben, so wird er freilich auch die Lebenslust als Illusion verachten. Traut er seinen innersten Erfahrungen, so sind auch die Erfahrungen unmittelbare Wirklichkeit, die das sprengen, was Metermaß, Waage und Uhr messen können. Und dann kann er auch der Lust am Leben trauen, die er verspürt, wenn er in der Musik, in der Liebe und in der Kunst Ewigkeit erlebt.

Ob solche Ewigkeit aber für ihn persönlich Bestand hat, kann der Mensch nicht wissen. Die Christen jedoch wissen nicht nur, vielmehr sind sie sich gewiss – das heißt, sie glauben –, dass durch Jesus Christus das Heil wirklich gekommen, der Tod wirklich überwunden und ewiges Leben wirklich und verlässlich verheißen ist. Und so strahlt für sie das ewige Leben sein Licht bereits in dieses Leben hinein, nicht nur als Option für irgendwann einmal, sondern schon als diesseitiges Ereignis. Was sie in der Musik, in der Liebe, in der Kunst und den vielen anderen so genannten transzendentalen Erfahrungen ergreifend erleben, ist nicht melancholische Erinnerung an ein für immer verlorenes Paradies und auch nicht schmerzliche Ahnung von etwas, für das man nicht bestimmt ist. Vielmehr können Christen in diesen Momenten höchsten leibhaftigen Glücks, die in jedem Leben immer nur vorübergehend sind, das dauerhafte Glück vorkosten, das sie erwartet. Und das begründet christliche Lebensfreude und christliche Lebenslust.

Das Staunen, die Wahrheit und das Glück

Doch nicht nur Christen streben nach Lebenslust. Alle Menschen haben die Chance, sich vom Eigentlichen des Lebens ergreifen zu lassen. Wie das gehen – und auch wie man dabei Sackgassen vermeiden – kann, dazu gab dieses Buch einige Hinweise. Wir sind dabei den zeit- und kraftaufwändigen Irrungen und Wirrungen der Gesundheitsreligion gefolgt, die von Verheißungen lebt, welche sie nicht erfüllen kann. Dennoch haben wir eine maßvolle Bemühung um Gesundheit schätzen gelernt. Wir haben einen Vorstoß ins Dunkel der Grenzsituationen menschlicher Existenz gemacht – und dabei gerade dort lebendige Quellen der Lebenslust gefunden.

Lebenskunst ist, Behinderung, Krankheit, Schmerzen und Leiden nicht als Defizite zu betrachten, das Alter freudig zu erwarten, im Bewusstsein des sicheren Todes die Lust am Leben intensiv zu spüren und entschieden sein einzigartiges Leben zu leben. Das heißt, gelebte Zeit zur erlebten Zeit zu machen, nicht zu tun, was »man« so tut, sich nicht von irgendetwas oder irgendwem leben zu lassen, sondern höchstpersönlich zu leben – damit nicht eines Tages auf dem Grabstein steht: »Er lebte still und unscheinbar, er starb, weil es so üblich war.«

Weil es Lebenslust nicht anders gibt als höchstpersönlich, habe ich auf Rezepte verzichtet. Alle Menschen streben nach Glück und Lebenslust. Gäbe es die ultimative Methode, glücklich zu werden – das Leben würde sich erübrigen. Es wäre dann nichts anderes als eine Schnitzeljagd mit nur einem richtigen Weg. Man würde seine Individualität am Beginn des Weges an der Garderobe abgeben und – von Menschenmassen auf dem Trimm-dich-Pfad des Lebens weitergeschoben und -gedrängt – ein Leben nach Plan absolvieren. Menschenunwürdig wäre ein solches Leben als Rudelexistenz. »Der Sinn, und dieser Satz steht fest, ist stets der Unsinn, den man lässt«, dichtete Odo Marquard, den wir schon kennen lernten, voller Skepsis. Die Lust am Leben und das Glück gibt es jedenfalls nicht auf den Trampelpfaden des Lebens; sie stellen sich eher beiläufig ein. Es ist nicht gleich der gewaltige Sinn, das unermessliche Glück, der laute Triumph. So plädiert Odo Marquard für eine »Diätetik der Sinnerwartung«.

Wie der Gott des Alten Testaments sich nicht im Wirbelsturm, sondern im leisen Windhauch offenbart, sind es zumeist die kleinen, in Muße wahrgenommenen Ereignisse im Leben, die die Lebenslust speisen: das Lächeln eines Kindes, die zufällige Melodie aus dem Radio, die hinreißende Färbung einer toskanischen Landschaft, die beiläufige Begegnung mit einem völlig unbekannten, uneigennützigen Menschen, aber auch die Betrachtung etwa der glutvollen Bilder des Jacopo Tintoretto in der Scuola di San Rocco in Venedig. All das ist keine graue Theorie, es hat den intensiven Geschmack von Wirklichkeit. Und manchmal haben gerade Kinder mehr Sinn dafür. Kinder sehen die Welt noch nicht durch die Brille einer wie auch immer gearteten ausgedachten Weltanschauung, sondern nehmen sie unmittelbarer und auch sinnlicher wahr. Kinder haben viel Sinn für Lebenslust. Zweckfreies Spiel können sich ungeduldige Erwachsene vielleicht am besten von Kindern abschauen.

Das Wahre, das Gute und das Schöne suchten die alten Griechen im Leben und darin das Glück oder besser: die Lebenslust, denn das Glück war für sie nie nur abstrakt. Sie wussten auch, dass all das nicht so zu haben ist, wie vieles andere zu haben ist, dass es nicht dem Wissen, sondern nur der Weisheit zugänglich ist, und vor allem waren sie sich sicher: Es ist ein Geschenk der Muße. So ist die Wahrheit, die das Leben trägt, für Platon nicht berechenbar. Sie ist nicht das Ergebnis jahrelanger fleißiger und biederer Forschungsbemühungen. Wahrheit, wie Platon sie versteht, »blitzt auf im Moment«. Sie ist nicht ausgedacht, sondern ereignet sich. Sie ist daher auch kein Besitz, dessen man sich in selbstverliebter Wahrheitsgewissheit rühmen kann. Wer Wahrheit endgültig zu besitzen wähnte, wäre geistig tot. Nichts könnte ihn mehr überraschen, auf nichts wäre er mehr neugierig. Er hätte das Staunen verlernt.

Dass die Wahrheit unermesslich ist und sich dadurch dem herrscherlichen Zugriff des Menschen entzieht, ist Voraussetzung für geistige Lebendigkeit. Weise Menschen, die in Momenten der Muße staunend der Wahrheit begegnet sind, zeichnen sich durch wache Lebendigkeit aus, durch eine Lust am Leben, die sich aus der Unausschöpflichkeit der Wahrheit speist. Denn wer die Wahrheit in diesem Leben erlebt, erlebt auch, dass sie ihm in ihrer letzten Fülle immer noch bevorsteht. Die Antwort auf die uralte Frage nach der Wahrheit wird man also nicht der unendlichen Geschwätzigkeit von Ratgebern entnehmen. Vielleicht am radikalsten wird sie auf dem dramatischen Höhepunkt des Johannesevangeliums beantwortet. »Was ist Wahrheit?«, fragt der römische Statthalter Pontius Pilatus, Herr über Leben und Tod in Palästina. Und die bedeutungsvolle Antwort Christi ist – Schweigen. Denn die Wahrheit ist nicht mit Worten definierbar.

Die bei weitem meisten Dogmen der Kirche sind Dogmen gegen Leute, die behaupteten, sie und sie allein wüssten die Wahrheit. Man müsse das Schweigen Christi vernehmen, um vollkommen zu sein, behauptet Ignatius von Antiochien. An anderer Stelle des Johannesevangeliums aber sagt Christus: »Ich bin der Weg, die Wahrheit und das Leben.« Die Wahrheit enthüllt sich nicht im Gerede, sie ist nicht festzuhalten in einer ausgedachten Ideologie, sondern sie ereignet sich in der Begegnung mit Menschen, für Christen vor allem in der Begegnung mit dem Mensch gewordenen Gott.

Man hat den Weg der Christen daher am besten als Nachfolge Christi gedeutet. Und daher ist auch die Antwort auf die Frage nach dem Sinn und dem Heil des Lebens nicht in einem Buch zu lesen, sondern sie erwächst aus der Erfahrung eines Lebens.

Wie die Wahrheit ist auch das Gute nicht definierbar. Wer will schon sicher wissen, ob ein Mensch wirklich gut ist! Es gibt keinen psychologischen Test, mit dem man hätte beweisen können, dass Mutter Teresa von Kalkutta ein guter Mensch war. Die These, dass sie vielleicht eine geschickte Strategin der Selbstverwirklichung gewesen sei, ist mit wissenschaftlichen Tests nicht widerlegbar – allerdings natürlich auch nicht beweisbar. Wer sie erlebt hat, jenen »Engel der Armen«, und wer ihre guten Wirkungen auf Menschen in der ganzen Welt noch heute sieht, der wird nicht nur intellektuell wissen, sondern sich vielmehr mit seiner ganzen Person und Lebenserfahrung gewiss sein, dass Mutter Teresa von Kalkutta ein guter Mensch war. Und sie strahlte dabei Freude aus. Oder gar Lust? Der heilige Thomas von Aquin sagt: »Ein Handeln kann nicht vollkommen gut sein, wenn nicht auch die Lust am Guten dabei ist.« Man könnte das fast eine sinnliche Auffassung der Ethik nennen. Mutter Teresa war, was viele nicht wissen, ein tief kontemplativer Mensch. Der von ihr gegründete Orden zeichnet sich durch lange Gebete und zugleich intensive Sorge um Menschen in Not aus. Die Kontemplation der Wahrheit erliegt hier ganz sicher nicht der Gefahr eines selbstzufriedenen Ruhens in sich. Aus der Betrachtung der Wahrheit kommt die Kraft für das Gute.

Der Zusammenklang des Wahren, Guten und Schönen fand für die Griechen in der Schönheit statt. Auch Schönheit ereignet sich in Muße, zufällig, unerwartet, im Moment. Man begreift sie nicht, Schönheit ergreift. Die Kunst, die vielleicht am wenigsten begreifbar ist, ist die Musik. Selbst in großer Bedrängnis kann ein Mensch im Erlebnis ergreifender Musik sich selbst finden und eine Lust an der Welt und diesem Leben spüren, die ihn über alle Mühsal des Lebens erhebt. Wer Sinn dafür hat und das »Laudate Dominum« aus den *Vesperae solemnes de confessore* von Wolfgang Amadeus Mozart in einem Moment der Muße wirklich erlebt, erlebt Schönheit, vielleicht auch Wahrheit – und ich glaube sogar, dass er kein schlechter Mensch mehr werden kann: »Et veritas domini manet in aeternum«, heißt es an der intensivsten Stelle. Wahrheit, Ewigkeit, Schönheit im Moment, Lust am Leben, Einverständnis mit dieser Welt im Ganzen. Und über die Gesundheit hat der große deutsche Arzt Heinrich Schipperges einmal gesagt: »Um gesund zu sein, muss man der Welt im Ganzen zustimmen.«

137

Nachbemerkung

An dieser Stelle muss ich mich bei den armen Westfalen entschuldigen. Dass sie bis hierher durchgehalten haben, beweist, dass die Behauptungen des Vorworts nicht stimmen. Westfalen haben Humor. Ich kann das bezeugen. Denn meine Großmutter stammt aus Münster …